Der Kopfschmerz

Seine verschiedenen Formen, ihr Wesen,
ihre Erkennung und Behandlung

Eine theoretische und praktische Anleitung
für Ärzte und Studierende

Von

Dr. Siegmund Auerbach

Vorstand der Poliklinik für Nervenkranke zu Frankfurt a. M.

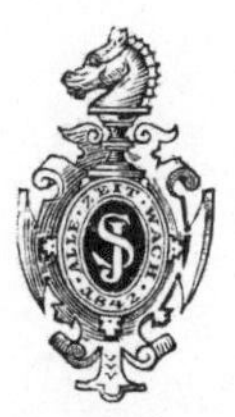

Springer-Verlag Berlin Heidelberg GmbH 1912

ISBN 978-3-662-38680-4   ISBN 978-3-662-39554-7 (eBook)
DOI 10.1007/978-3-662-39554-7

Vorwort.

Aus mehreren Gründen habe ich mich entschlossen, eine ausführlichere Abhandlung über den Kopfschmerz zu verfassen, obwohl auch die Lehr- und Handbücher der speziellen Pathologie und Therapie auf diese Gesundheitsstörung eingehen, und obwohl es einige gute zusammenfassende Darstellungen gibt. Zunächst muß ich mich sowohl in der Poliklinik als in meiner konsultativen Hospital- und Privatpraxis immer wieder davon überzeugen, daß eine scharfe Differentialdiagnose und eine auf dieser begründete Therapie der einzelnen Formen des Kopfschmerzes noch keineswegs Gemeingut aller Ärzte ist. Diese Beobachtung ist wohl darauf zurückzuführen, daß während des Universitätsstudiums und während des praktischen Jahres noch nicht der gebührende Wert auf den poliklinischen Unterricht gelegt wird, der auch die geringfügigeren und doch für den Praktiker so wichtigen Leiden zum Gegenstande hat. Sodann scheint es mir, als ob die bis jetzt vorliegenden Bearbeitungen die verschiedenen Arten des chronischen, oft ein ziemlich selbständiges Leiden darstellenden Kopfwehs nicht mit der wünschenswerten Gleichmäßigkeit und nicht entsprechend ihrer praktischen Bedeutung würdigten. Insbesondere wird auch der nach meiner Erfahrung wichtigen und für die Therapie ausschlaggebenden Kombinationen mehrerer, ätiologisch verschiedener Formen dieser Krankheitserscheinung bei demselben Individuum zu wenig gedacht. Endlich sind in den letzten Jahren eine Reihe von Arbeiten über diesen Gegenstand erschienen, die geeignet sind, Verwirrung anzustiften in der speziellen Pathologie des Kopfschmerzes, namentlich bei den Lernenden. Hier sollte Klarheit geschaffen werden, soweit der heutige Stand unserer tatsächlichen Kenntnisse dies zuläßt.

Frankfurt a. M., im September 1912.

Der Verfasser.

Theoretische Einleitung.

Es erscheint zweckmäßig, zunächst im allgemeinen die Frage
zu erörtern: An welchen Stellen des zentralen und peripheren Nervensystems kann der Kopfschmerz, d. h. der
Schmerz, den wir im Innern des Hirnschädels empfinden, entstehen, und auf welche elementaren Ursachen ist er
zurückzuführen? Es herrscht Übereinstimmung darüber, daß
es zur Zeit noch nicht möglich ist, eine exakte wissenschaftliche
Antwort auf diese Frage zu geben. Wir bewegen uns hier noch
in vielen Beziehungen auf hypothetischem Boden. Wir können
aber, gestützt auf Beobachtungen bei Gehirnkrankheiten verschiedenster Lokalisation sowie auf die Ergebnisse der normalen
und pathologischen Hirnanatomie und Hirnphysiologie, einige
Richtpunkte festlegen, von denen aus wir die Beantwortung der
aufgeworfenen Frage in Angriff nehmen wollen. Daß das Tier-
experiment uns hier nichts oder nur in den gröbsten Beziehungen
nützen kann, leuchtet ohne weiteres ein. Eingehender haben
sich mit dieser Materie bisher Moebius (1), Edinger (2) und
Spitzer (3) befaßt. Sicher wissen wir, daß alle Kopfschmerzen
im Innervationsgebiete des Trigeminus und dem der
sensibelen Äste der oberen Cervicalnerven empfunden
werden, und daß heftigster Kopfschmerz auftritt bei allen
intrakraniellen Erkrankungen, die eine Reizung der
Hirnhäute, vor allem der Dura im Gefolge haben (Hirntumoren, Meningitis usw.). Die Arachnoidea besitzt überhaupt
keine Nervenfasern, die Pia mater cerebralis wahrscheinlich nur
die die Blutgefäße begleitenden sympathischen Fasern. Erkrankungen dieser Häute können aber indirekt eine Reizung
der Dura, namentlich durch Druck, herbeiführen.

Die harte Hirnhaut wird, soweit sie den vorderen Abschnitt
der Schädelkalotte und die vordere Schädelgrube auskleidet,
von dem aus dem zweiten Aste des Trigeminus, dem N. maxillaris,

noch in der Schädelhöhle entspringenden N. meningeus versorgt. Die vordere Schädelgrube wird wohl auch zum Teil noch von den aus dem N. ophthalmicus entspringenden Rami ethmoidal. ant. et post. innerviert. Aus dem ersten Ast des N. V. kommt der N. tentorii, welcher im Sinus cavernosus den R. ophthalm. verläßt und rückläufig zum Tentorium cerebelli, dieses innervierend, verläuft. Der die mittlere Partie der Kalotte sowie die mittlere Schädelgrube bedeckende Teil der Dura wird vom N. spinosus versorgt, der dem dritten Hauptzweige des Quintus, dem N. mandibularis, unterhalb des Foramen ovale entspringt und mit dem N. meningeus anastomosiert (F. Arnold). Die Dura der hinteren Schädelgrube wird außer vom N. tentorii vom Ramus meningeus N. vagi innerviert, der aus dem Kopfteile des N. vagus abgeht, rückläufig durch das Foramen jugulare nach oben zieht und sich in der Dura mater der Umgebung des letzteren verästelt (Spalteholz, Altas der Anatomie). Nach Rüdinger (Deskript. Anatomie) sollen die sensibelen Nn. meningei post. s. recurrentes dem Sympathicus, Hypoglossus und Vagus entstammen. Sehr wahrscheinlich spielen auch in vielen Partien der Dura die in den Gefäßwänden verlaufenden sensibelen Endigungen des Sympathicus für das Zustandekommen des Kopfschmerzes eine wichtige Rolle.

Daß die Dura der Schädelbasis in stärkerem Maße von Nerven versorgt wird als die der Kalotte, geht ohne weiteres aus dem anatomischen Ursprunge der erwähnten Duraläste des N. V (Nn. recurrentes) und des N. X. aus den an der Gehirnbasis hervortretenden Stämmen dieser Nerven hervor. Die reichlichere Innervierung der Schädelbasis kann man aber auch daraus folgern, daß die Kopfschmerzen bei von der Gehirn- oder Schädelbasis ausgehenden Geschwülsten ceteris paribus heftiger und andauernder zu sein pflegen, als bei denjenigen, die an der Konvexität des Gehirns sitzen. Ferner kann man sich bei Trepanationen, die in Lokalanästhesie ausgeführt werden, leicht davon überzeugen, daß die Kranken bei Reizung (Durchschneidung, Zerrung usw.) der Dura um so stärkere Schmerzen äußern, je mehr man sich der Basis nähert. Es müssen aber auch hier, abgesehen von der persönlichen Empfindlichkeit, individuelle, durch die Varietäten der peripheren Innervation bedingte Verschiedenheiten obwalten. Das geht aus der Beobachtung hervor, daß die unter Lokalanästhesie Operierten nicht selten selbst bei Umschneidung eines großen Durallappens gar keine Schmerzen empfinden, wie man sich leicht durch Befragen überzeugen kann. Endlich ist noch darauf hinzuweisen, daß wohl die große Mehrzahl der Dauerkopfschmerzformen im Bereiche der Schädelbasis oder des Übergangs des Schädeldaches in den Schädelgrund empfunden werden.

Aber nicht nur die Reizung der peripheren sensibelen Nerven erzeugt, wie wir wissen, Schmerzen, sondern auch die der zugehörigen Ganglien (Intervertebralganglien, hier Gangl. Gasseri) und Wurzeln. Die Schmerzen werden dann in das Ausbreitungsgebiet der betreffenden Nerven projiziert. Edinger (a. a. O.) teilt den Fall eines berühmten Musikers mit, der während seines ganzen Lebens an oft furchtbaren Kopfschmerzen litt, die meistens vom Hinterkopf ausgingen. Bei der Untersuchung post mortem fand Edinger eine der obersten Cervicalnervenwurzeln in eine alte Narbe eingebettet. Ich (4) habe die Krankengeschichte eines großen intraduralen Tumors mitgeteilt, der außer dem ganzen Cervicalmarke vom Foramen magnum bis zum ersten Dorsalsegment sehr wahrscheinlich auch noch die kaudalsten Partien der Oblongata komprimiert und der Pat. Schmerzen verursacht hatte, die nach dem Hinterhaupt und Ohre ausstrahlten, oft sich aber auch noch bis in die Schläfe und Stirn erstreckten. Ob diese, sicher noch im Quintusgebiet empfundenen Schmerzen vom Druck auf die bekanntlich bis ins zweite Cervicalsegment herabziehende spinale Trigeminuswurzel herrührten oder von der Reizung der sekundären s. zentralen Leitungsbahn des Quintus, die nach dem Austritt aus ihrem Endkern auf die gekreuzte Seite gelangt und hier nach Wallenberg im dorsomedialen Gebiete der Med. oblong. verläuft, muß dahingestellt bleiben. Edinger meint zwar, daß es noch keine Beobachtung gebe, die zweifellos nachweise, daß eine Störung des intracerebralen Wurzelteiles zu Schmerzen führe. Er meint freilich, es sei a priori nicht unmöglich. Ich halte es nicht für unwahrscheinlich, daß meine Beobachtung so zu erklären ist. Ein anderer Fall, den ich vor kurzer Zeit sah, scheint mir noch mehr für diese Möglichkeit zu sprechen.

Einem 20 jährigen Manne, dem schon 4¼ Jahre vorher eine linksseitige Kleinhirncyste exstirpiert worden war, mußte auch rechterseits eine solche

Cyste entfernt werden. Der Hohlraum wurde drainiert. Als ein neues Drainrohr eingeführt wurde, äußerte der Pat. heftigste Schmerzen im rechten Auge und in der rechten Hälfte der Stirn, sonst nirgends im Kopfe. Obwohl das Drain sofort herausgezogen und gekürzt wurde, blieben diese Schmerzen in zunächst unverminderter Intensität fast 8 Tage bestehen, so daß wiederholt Morphium injiziert werden mußte. Erst dann ließen sie, gradatim abnehmend, nach. Jene Cyste hatte den größten Teil der rechten Kleinhirnhemisphäre, auch ihrer Basis, eingenommen, was schon daraus hervorging, daß der gleichseitige N. XII. paretisch war; man kam mit dem Finger 9 cm weit nach vorn und medianwärts.

Es ist deshalb sehr wohl möglich, daß das eingeführte Drain die spinale Trigeminuswurzel oder die sekundäre Leitungsbahn des N. V. gereizt hatte, es wäre also hier nach Läsion des intracerebralen Wurzelteiles oder der zentralen Bahn ein isolierter Schmerz im Ausbreitungsgebiete des I. Quintusastes hervorgerufen worden; eine objektive Sensibilitätsstörung bestand nicht. Diese Annahme ist mir, auch schon wegen der langen Dauer des Schmerzes, wahrscheinlicher als eine Läsion des Tentorium, welches von dem erwähnten N. tentorii aus dem 1. Aste des Trigeminus versorgt wird. Ferner ist darauf hinzuweisen, daß der Cornealreflex, wie H. Oppenheim zuerst betont hat, und wie ich auf Grund von mehreren Beobachtungen bestätigen kann, bei Geschwülsten der Kleinhirnhemisphären homolateral fast regelmäßig aufgehoben oder vermindert ist, ohne daß Sensibilitätsstörungen im übrigen Trigeminusgebiete beständen. Dieser Reflex muß sich doch in der Bahn der absteigenden Trigeminuswurzel, wahrscheinlich da, wo sie Collateralen zum Facialiskern abgibt, abspielen. Wenn nun, so meine ich, ein so umschriebener Bezirk wie die Cornea bzw. die reflexogene Zone eines so isolierten Reflexes in dem intracerebralen Wurzelanteile repräsentiert ist, so macht es doch keine besonderen Schwierigkeiten, sich einen Schmerz in einem Aste dieses Nerven durch die Reizung einer bestimmten Stelle seiner Wurzel oder seiner zentralen Bahn zu erklären. Vielleicht lassen sich in Zukunft, wenn man mehr auf diese Möglichkeiten achtet, öfters Beobachtungen wie die geschilderten machen.

Für die gewöhnlichen, unkomplizierten Kopfschmerzformen werden diese Stellen der Trigeminusbahn wohl nur ganz ausnahmsweise in Betracht kommen, da bei ihrer Läsion meistens auch Symptome von benachbarten Innervationsgebieten vorliegen werden, die ja beim Kopfschmerz sensu strictiori vermißt zu werden pflegen. Immerhin ist die Möglichkeit nicht auszuschließen, daß einmal, ebenso wie bei dem erwähnten Kranken Edingers sich eine Cervicalnervenwurzel intramedullär in eine Narbe eingebettet finden kann, das Residuum irgend einer Schädlichkeit, z. B. eines Schädeltraumas, eine umschriebene Stelle der intracerebralen Quintuswurzel bzw. der zentralen Leitungsbahn dieses Nerven einnehmen kann. Dasselbe ist zu sagen vom weiteren Verlaufe der letzteren bis zu den Vierhügeln und dem Thalamus. Von dessen ventralem Kerne, wo eine Umschaltung stattfindet, bis zur Rinde verläuft bekanntlich die große Empfindungsbahn für die contralaterale Körperhälfte; Läsionen, die sie treffen, können neben den bekannten objektiven Sensibilitätsstörungen Schmerzen heftigster Art zur Folge haben, die dann aber immer in der betreffenden ganzen Körperseite bestehen. Das Trigeminusgebiet kann hier niemals isoliert getroffen werden.

Auch in der Rinde der Körperfühlsphäre kennen wir bis jetzt keine Stelle, in der lediglich das Trigeminusgebiet repräsentiert wäre. A priori wäre das durchaus nicht unmöglich, da wir durch umschriebene Herdaffektionen der motorischen Rinde bedingte ganz isolierte Lähmungen einzelner Muskelgruppen, ja sogar einzelner Muskeln kennen. Es wäre also nicht undenkbar, daß zirkumskripte Läsionen der hinteren Zentralwindung z. B. durch kleine Tumoren oder Narben encephalitischer oder traumatischer Natur nur Schmerzen im Ausbreitungsgebiete des 5. Hirnnerven, also auch im Kopfe selbst, zur Folge hätten. Vielleicht bringt die Zukunft solche Beobachtungen, wenn man schärfer als bisher die bei Rindenaffektionen geklagten Kopfschmerzen zu lokalisieren sucht. Empfunden wird der Kopfschmerz wie jeder andere Schmerz selbstverständlich in der Rinde.

Daß eigentliche Kopfschmerzen bei einer Lokalisation des Reizes im Ganglion Gasseri oder den großen Stämmen des N. V. für gewöhnlich nicht vorkommen, lehrt die Erfahrung bei den schweren Trigeminusneuralgien.

Wir kommen also zu dem Resultat, daß Kopfschmerz sensu strictiori, d. h. der im Innern des Hirnschädels empfundene Schmerz, in der Hauptsache durch Reizung der Duraläste des N. trigeminus zustande kommt.

Welches sind nun die elementaren Reize, die auf die Duralnerven erregend einwirken? Man kann sie in physikalische und chemische zusammenfassen. In manchen Fällen kann man auch von einer Reizung auf dem Reflexwege, ferner von einer Übertragung oder Fortleitung, auch Irradiation von einem sensibelen Nerven auf benachbarte sprechen. Unter den physikalischen stehen obenan die mechanischen Schädigungen, und unter diesen wiederum spielt die Hauptrolle der gesteigerte intrakranielle Druck, wie wir ihn namentlich bei Hirngeschwülsten so oft beobachten können. Es kann keinem Zweifel unterliegen, daß der Druck als solcher es ist, der eine direkte starke Reizung der Nervenendigungen in der Dura und hierdurch einen meistens andauernden, oft überaus intensiven Kopfschmerz herbeiführt. (Es würde sich vielleicht verlohnen, die Nerven der harten Hirnhaut in Fällen von Hirntumor einmal mit den neuen histologischen Methoden zu untersuchen; ob sie bereits mit den bisher üblichen untersucht sind, darüber habe ich nichts finden können.) Aber auch mittelbar muß der Druck diese Nervenendigungen lädieren, indem er die sie umspülenden Blut- und Lymphgefäße teils komprimiert, teils erweitert, je nach seinem Sitz und seinen Schwankungen. Daß solche Ernährungsstörungen der Nerven ihrerseits Schmerzen hervorrufen können, wissen wir zur Genüge aus der Lehre von den Neuralgien. — Die vasomotorischen Einflüsse, die ebenso wie auf die übrigen Hirngefäße sich auch auf die Vasa nervorum in der Dura geltend machen, wirken im letzten Grunde gleichfalls auf mechanischem Wege, da diese Druckschwankungen eine oft wechselnde Füllung der Duralgefäße zur Folge haben. Die klinischen Beobachtungen sprechen dafür, daß sowohl zu lange dauernde Hyperämie als auch Anämie im Bereiche der harten Hirnhaut zur Irritation der in ihr liegenden Nervenendigungen führen kann. Näheres über diese Frage soll bei einzelnen Formen des Kopfschmerzes mitgeteilt werden. — Mancherlei Beobachtungen aus dem täglichen Leben sowohl als auch Erfahrungen an Kranken lassen es wahrscheinlich erscheinen, daß auch thermische, optische und vielleicht elektrische (Starkstrom) Reize beim Zustandekommen des Kopfschmerzes eine Rolle spielen.

Zahlreich sind die chemischen Schädigungen der Duralnerven: die Toxine bei den fieberhaften Krankheiten, die vom

Darm aus resorbierten Fäulnisprodukte bei der Obstipation, vielleicht auch noch andere Enterotoxine, die bei der Nephritis im Körper zurückgehaltenen harnfähigen Substanzen und endlich die narkotischen und manche andere Gifte: Alkohol, Äther, Nikotin, Chloroform, Amylnitrit, Opium, Blei, Kohlenoxyd usw. Einige dieser organischen und anorganischen Gifte greifen das Gewebe der Empfindungsnerven in der Dura direkt an; andere, wie der Alkohol und das Amylnitrit, bewirken eine Lähmung der Gefäße und so eine Erhöhung des Hirndruckes, und wieder andere verursachen, wie z. B. das Blei, schmerzhaften Krampf der glatten Gefäßmuskulatur. Wahrscheinlich sind bei den verschiedenen Arten der Blutarmut auch Giftstoffe sowohl die Ursache der krankhaften Blutbeschaffenheit als der diese begleitenden Kopfschmerzen. Der durch geistige und körperliche Überanstrengung sowie der durch Gemütsbewegungen entstehende Kopfschmerz wird wohl außer durch eine stärkere Hyperämie auch durch die reizende Wirkung von im Gehirn und seinen Hüllen angehäuften Ermüdungstoxinen herbeigeführt. — Endlich wird man nicht fehlgehen, wenn man für manche Arten von Kopfschmerz sowohl physikalische als chemische Momente heranzieht.

Gang der Untersuchung. Allgemeine Diagnose.

Der Kopfschmerz kann ein relativ selbständiges Leiden sein und dies während eines großen Teiles des Lebens bleiben. Obwohl er in diesem Falle den Lebensgenuß erheblich beeinträchtigen und die Arbeitsfähigkeit in nicht geringem Grade stören kann, so ist er doch in diesen Formen kein gefährliches, lebenbedrohendes Übel. Aber auch hier ist, wie wir noch sehen werden, eine präzise Diagnose, das Auseinanderhalten der einzelnen Formen, keineswegs immer leicht und die unbedingte Voraussetzung für eine wirksame Behandlung. Andererseits stellt der Kopfschmerz eines der häufigsten Symptome bei den verschiedenartigsten, akuten und chronischen, leichten und schwersten Erkrankungen vor. Es gibt kaum ein Organsystem des Körpers, bei dessen Schädigung symptomatischer Kopfschmerz vermißt wird. Aber auch dann beherrscht er nicht selten die Szene und steht häufig genug, wenn auch nur temporär, im Vordergrunde des ganzen Krankheitsbildes. Zuweilen ist er eins der ersten Zeichen einer schweren Krankheit und deshalb auch von nicht geringer prognostischer Bedeutung. Aus allen diesen Gründen muß jeder Patient, der mit der Klage über Kopfschmerz zum Arzte kommt, einer genauen körperlichen Gesamtuntersuchung unterzogen werden. Nicht nur das Nervensystem, sondern auch die Organe der Brust- und Bauchhöhle, das Verhalten des Pulses, des Blutes, des Urins und noch vieles andere muß sorgfältig exploriert werden. Man braucht deshalb keineswegs von vornherein an ein schweres Leiden zu denken. Dies passiert oft den Anfängern in der Praxis, die während des Universitätsunterrichtes nicht genügend Gelegenheit hatten, die leichteren das Menschengeschlecht plagenden Übel aus der Nähe zu beobachten. Man vergegenwärtige sich stets, daß die weitaus größere Mehrzahl der Kopfwehkranken quoad vitam prognostisch günstig zu beurteilen sind. Man verfalle aber auch nicht in den Fehler des Routiniers, der solche Patienten gar keiner oder nur einer ganz oberflächlichen Untersuchung würdigt und sie mit irgend einem Antineuralgicum abspeist. Übrigens können auch dem Geübten — das muß hervorgehoben werden — bei der Beurteilung dieses so vulgären Symptoms schwerwiegende Irrtümer unterlaufen. Man mache es sich deshalb zur Regel, sowohl bei der Anamnese als bei der Untersuchung selbst möglichst eine bestimmte Reihenfolge einzuhalten, damit man nichts wesentliches übersieht.

Anamnese. Es ist klar, daß bei den über Kopfweh Klagenden ein recht sorgfältiges Examen über das Wo? Wie? Wann? usw. erforderlich ist. Aus den äußeren Zeichen des Schmerzes, die wir zudem nur beobachten können, wenn wir Gelegenheit haben, den Kranken während eines Anfalles zu sehen, können wir keine bestimmten Schlüsse ziehen. Freilich sind wir zuweilen bei Benommenen, oft bei Kindern allein auf ein schmerzhaftes Verziehen des Gesichtes, auf ein Greifen nach dem Kopfe angewiesen. Ich empfehle folgende Fragen an die Patienten zu richten:

1. Wo empfinden Sie Ihren Schmerz? In der Stirne, in den Augen, in den Schläfen, auf dem Scheitel oder im Hinterkopfe? Immer nur auf einer Seite, oder doppelseitig, oder wechselt er zu verschiedenen Zeiten oder in den einzelnen Anfällen? Sitzt er oberflächlich oder in der Tiefe? Beginnt der Schmerz im Vorder- oder Hinterkopfe?

2. Welcher Art ist der Schmerz? Ist es vielleicht nur ein Druck auf dem Scheitel oder der Stirne, ein Eingenommensein, ein Gefühl von Schwere oder Leere im Kopfe, oder das Gefühl, als ob ein Brett vor der Stirne liege, oder als ob letztere mit einem Bande zusammengeschnürt würde, gleichsam in einem Schraubstocke säße? Oder empfinden Sie einen wirklichen Schmerz, ein Ziehen, Reißen, Bohren oder Stechen? Oder haben Sie die Empfindung, als ob der Schädel gesprengt würde? Geht dem Schmerz Augenflimmern, Kribbeln in einem Arme voran? Ist er von Erbrechen oder Übelkeit begleitet?

3. a) Zu welcher Zeit tritt der Kopfschmerz gewöhnlich auf? Vorzugsweise bei Nacht? Erwachen Sie dann durch den Schmerz? Oder verschlimmert er sich gegen Abend? Besteht er nur bei Tage? Zu bestimmter, immer derselben Zeit oder unregelmäßig? Tritt er in Anfällen auf, und wenn ja, in welchen Zwischenräumen, und wie lange dauern die Anfälle? Bei Frauen: Vorzugsweise oder ausschließlich zur Zeit des Unwohlseins? Oder ist er mehr andauernd? Wieviel Tage oder Wochen ungefähr? Gleichmäßig oder in seiner Stärke wechselnd? Wird er durch bestimmte Anlässe vorzugsweise hervorgerufen oder gesteigert? Durch Bücken, Sprechen, Kauen, durch körperliche oder geistige Anstrengung, durch Ärger und Aufregungen? Wirkt frische Luft mildernd, ebenso kühle Umschläge? Oder verschlimmert Kälte, namentlich Wind und Witterungswechsel? Werden warme Umschläge angenehm empfunden?

b) Seit welcher Zeit leiden Sie an Kopfschmerzen? Seit der Kindheit? Jugend? Oder begann er erst in Ihrer späteren Lebenszeit? Waren Sie während längerer Zeiten verschont? Sind Art und der Sitz des Schmerzes immer dieselben geblieben, oder haben Sie eine Änderung beobachtet?

4. Wie sind die persönlichen Verhältnisse? Beruf? Arbeitszeiten, regelmäßig oder unregelmäßig? Nachtarbeit? Sind die Arbeitsräume gut ventiliert oder heiß? Wird auch während des Tages bei Licht (Gas?) gearbeitet? Sind Sie häufig wechselnden Temperaturen ausgesetzt? Schwitzen Sie stark am Kopf oder im Nacken? Bei Frauen: Waschen Sie den Kopf oft mit Wasser, wie geschieht die Trocknung? Haben Sie einmal eine schwere Kopfverletzung erlitten? Trat danach Bewußtlosigkeit ein oder Blutung aus Nase oder Ohr? — Haben Sie

mit Giften zu tun, speziell mit Blei oder Schwefelkohlenstoff? Wie halten Sie es mit geistigen Getränken? Wieviel Bier, Wein, Branntwein usw. nehmen Sie durchschnittlich pro Tag? Sind Sie starker Raucher? — Haben Sie Syphilis gehabt? Oder Malaria? — Wie lange schlafen Sie? Gehen Sie meistens zu derselben Zeit zu Bett? — Haben Sie regelmäßigen und genügenden Stuhlgang? — Ist dem ersten Auftreten des Kopfschmerzes eine schwere Krankheit vorangegangen, speziell Influenza oder eine andere Infektionskrankheit? Haben Sie an Muskel- oder Gelenkrheumatismus gelitten? Haben Sie Beschwerden an den Augen, den Ohren, oder der Nase, oder hatten Sie solche früher? Leiden Sie an Ohrensausen? Schlafen Sie mit offenem Munde? — Bei Frauen: Menses? Namentlich nach der Stärke des Blutverlustes fragen.

5. Heredität? Hat Ihre Mutter, Ihr Vater, eines Ihrer Geschwister an Kopfschmerzen gelitten? Wenn nicht jetzt, so doch in früheren Jahren? Die Großeltern oder ferneren Verwandten? Ihre Kinder? Sind Ihnen andere Nervenkrankheiten oder Geisteskrankheiten, Epilepsie bei Angehörigen bekannt?

Die objektive Untersuchung hat sich zu erstrecken auf:

    1. die Untersuchung des Nervensystems,

    2. die Untersuchung des übrigen Körpers.

ad 1. Zunächst hat man den Kopf selbst genau zu betrachten. Namentlich dann, wenn ein erhebliches Trauma in der Anamnese angegeben wurde, muß man nach etwaigen Narben, Knochendepressionen, Periostverdickungen suchen. Man beachte auch die Form des Schädels (Turmschädel!), beklopfe die einzelnen Regionen vorsichtig mit dem Finger oder mit dem auf dem Finger perkutierenden Hammer. Stets sind die Austrittspunkte der Nn. supra- und infraorbitalis sowie der Nn. occipitales auf Druckempfindlichkeit zu prüfen. Man vergesse nie, die Schädelmuskeln auf Verdickungen und Verhärtungen, besonders an ihren Ansatzpunkten und hier wieder speziell an den Proc. mastoidei und an der Linea semicircularis des Hinterhauptbeins zu untersuchen; auch die Nacken- und seitlichen Halsmuskeln sind sorgfältig zu palpieren; ebenso ist die muskelfreie Galea genau abzutasten. Es ist ferner festzustellen, ob die Kopfbewegungen nach den verschiedenen Richtungen hin frei und schmerzlos sind.

Hieran hat sich eine Untersuchung der wichtigsten Funktionen des Nervensystems zu schließen, wie sie auch sonst in der Klinik üblich ist: der Pupillenreaktionen, der Augenbewegungen, der Corneal- und Rachenreflexe, der Bewegungen im Bereich der Nn. facialis und hypoglossus, des Velums und Rachens. Auch die Sensibilität im Gesichte sowie die Funktion der Kaumuskeln ist nicht zu vergessen. Es ist zu prüfen, ob das Rombergsche Phänomen besteht, d. h. ob Schwanken des Körpers bei geschlossenen Augen und parallel dicht nebeneinander stehenden Füßen eintritt; endlich ist das Verhalten der Patellarsehnen-Reflexe festzustellen. Von den Sinnesorganen hat man sich zunächst mit den Augen zu beschäftigen. Hier ist das Wichtigste die ophthalmoskopische Untersuchung, namentlich daraufhin, ob eine Stauungspapille oder vielleicht eine Retinitis albuminurica vorliegt. Man mache es sich zur unabänderlichen Regel, bei jedem länger dauernden einigermaßen heftigen Kopfschmerze den Augenhintergrund zu spiegeln. Die übrige Augenuntersuchung, namentlich die Prüfung der Refraktion, die Feststellung, ob Astigmatismus oder sonstige Anomalien vorhanden sind, überlasse man, wenn einigermaßen begründete Anzeichen für derartige Störungen vorliegen, und wenn man diese Methoden nicht vollkommen beherrscht, dem Spezialisten. Denselben Rat möchte ich erteilen mit Bezug auf die eingehendere Untersuchung der Nase sowie ihrer Nebenhöhlen und der Ohren. Man braucht natürlich nicht in jedem Falle von Kopfschmerz diesen großen Apparat aufzubieten. Man kann in der Regel selbst feststellen, ob die beiden Nasenhälften gut durchgängig sind, ob der Proc. mastoid. oder die Gegend vor dem Tragus auffallend druckempfindlich ist. Zieht man einen Spezialisten hinzu, so verlange man jedesmal einen genauen Befund und stelle immer die bestimmte Frage, ob durch diesen der Kopfschmerz im vorliegenden Falle seine Erklärung finde. (Das Nähere siehe in den betreffenden einzelnen Abschnitten.)

ad 2. Die Untersuchung des übrigen Körpers hat namentlich zu berücksichtigen, ob Herz und Lunge in Ordnung sind: man denke besonders an Klappenfehler, Hypertrophie des Herzens, Akzentuation des II. Aortentones und an etwaige Arhythmien. Von Lungenkrankheiten kommen namentlich die mit Stauungserscheinungen einhergehenden in Frage: Emphysem und Bronchitis. Ich habe auch wiederholt gesehen, daß der bei beginnender Phthise nicht so seltene Kopfschmerz falsch gedeutet wurde. — Die Prüfung der Bauchorgane, namentlich des Magens (Dilatation), ist in der üblichen Weise vorzunehmen. — Von besonderer Bedeutung ist die Untersuchung des Urins auf Eiweiß und Zucker, und zwar scheue man, falls der Kopfschmerz länger anhält, nicht die geringe Mühe, sie wiederholt vorzunehmen.

Trotz Absolvierung aller dieser anamnestischen Erhebungen und sorgfältigen Untersuchungen ist es in schwierigen Fällen nicht sofort möglich, eine zweifelsfreie Diagnose zu stellen. Dann ist man auf eine mehr oder weniger lange Beobachtung angewiesen. Die Patienten sind oft erstaunt über die Menge der an sie gerichteten Fragen und über die Untersuchung auch des übrigen Körpers; man lasse sich hierdurch unter keinen Umständen beirren und kläre die Leute über diese Notwendigkeit auf. Andererseits gelingt es häufig, wenn man die klassischen Typen der einzelnen Formen vor sich hat, in kurzer Zeit eine Entscheidung zu treffen.

Einteilung der verschiedenen Formen des Kopfschmerzes.

Eine systematische Einteilung der verschiedenen Kopfschmerzformen bietet bei dem heutigen Stand unseres Wissens erhebliche Schwierigkeiten. Man hat früher nach der Schwere der Erkrankung unterschieden: Cephalalgie, unter welcher Bezeichnung man die leichten Formen, und Cephalea, worunter man die schweren Formen zusammenfaßte. Ferner hat man die akzidentellen von den habituellen, die passageren von den chronischen, die periodischen von den kontinuierlichen, die essentiellen von den symptomatischen getrennt. Edinger (2) hat den Versuch gemacht, die echten Kopfschmerzen von verwandten Affektionen zu scheiden, so von den Neuralgien, ferner von Kopfbeschwerden bei Erkrankungen der Nase, des Rachens und deren Nebenhöhlen, bei der Zahncaries, den Ohrenkrankheiten, vom hysterischen Kopfschmerz und vom Kopfdruck der Neurastheniker. Die echten Kopfschmerzen klassifiziert er in solche ohne wesentliche anatomische Störung und solche, die durch organische Erkrankungen bedingt sind. Zu jenen rechnet er: die Migräne, den Kopfschmerz der Kinder, denjenigen der Heranwachsenden, den Kopfschmerz der Anämischen und den vasoparalytischen. Zu den durch organische Krankheiten verursachten zählt er: die Hyperästhesie des Haarbodens, den Schwielenkopfschmerz, die durch Erkrankung des Schädelknochens sowie des Periosts bedingten, ferner die bei Krankheiten des Gehirns und seiner Häute, der Syphilis und der Urämie vorkommenden. Ich glaube, daß diese Versuche zu einseitig, zu äußerlich, teilweise auch zu wenig umfassend sind, wie die in früheren Zeiten gemachten, daß aber die Einteilung Edingers, so wünschenswert sie wäre, den uns bekannten Tatsachen vorauseilt, den praktischen Bedürfnissen zu wenig gerecht wird und die gerade angestrebte Konsequenz nicht zu erreichen vermag. Ob der Migräne anatomische Veränderungen nicht zugrunde liegen, ist noch keineswegs ausgemacht; ich möchte eher das Gegenteil vermuten. (S. den Abschnitt „Migränekopfschmerz".) Den durch Zahncaries, Erkrankungen der Nase und der Ohren, verursachten Kopfschmerzen liegen doch auch organische Veränderungen zugrunde, die zu einer Reizung der Duralnerven führen. Die Anämie ist doch wohl auch eine Erkrankung eines Organsystems. Die Hyperästhesie des Haarbodens kommt bei allen möglichen funktionellen und organischen Kopfschmerzen vor. Ob es zweckmäßig ist, den Kopfschmerz der Kinder und denjenigen der Heranwachsenden als eine besondere Unterabteilung der ohne anatomische Störungen verlaufenden Gruppe hervorzuheben, kann auch mit guten Gründen bezweifelt werden. Man sieht, es ist bei dem heutigen Stand unseres Wissens auf diesem Gebiete noch nicht im entferntesten möglich, eine Klassifikation nach anatomischen oder ätiologischen Gesichtspunkten vorzunehmen. Daß dies das Ziel unserer Bestrebungen sein muß, das wird kein Einsichtiger bestreiten wollen.

Aus diesem Grunde erscheint es am zweckmäßigsten, der Einteilung der verschiedenen Kopfschmerzformen vor allem die Bedürfnisse der Praxis zugrunde zu legen. Deshalb sollen die am häufigsten vorkommenden und recht oft als relativ selbständige Leiden auftretenden Formen von Dauerkopfschmerzen, diejenigen Formen, über deren Diagnose und Therapie der Arzt tagtäglich zu entscheiden hat, zunächst und in einer ihrer Bedeutung entsprechenden Ausführlichkeit abgehandelt werden. Wenn man auch daran festhalten muß, daß der Kopfschmerz im Rahmen der speziellen Pathologie keine Krankheit sui generis ist, sondern nur ein Symptom, so würde man doch den Tatsachen Zwang antun, wollte man bestreiten, daß dieses Symptom außerordentlich oft und für lange Zeit als einziges oder wesentlichstes besteht und als solches diagnostisch differenziert werden muß. Die zweite große Gruppe soll die Arten des Kopfschmerzes umfassen, die bei Erkrankungen einzelner Organe, die dritte diejenigen, die bei Allgemeinkrankheiten auftreten. Endlich sollen in einer vierten Gruppe die wichtigen Kombinationen verschiedener Kopfschmerzformen besprochen werden.

Gegenstand der vorliegenden Bearbeitung sollen nur die vom Kranken in das Innere des Craniums verlegten Schmerzen sein, ganz gleich, welches ihre Ätiologie ist und wo ihr Ausgangspunkt liegt. Die typischen Trigeminusneuralgien (Tic douloureux), die an der Außenseite des Kopfes im Verlaufe der einzelnen Hautäste des Quintus (die Neuralgia supra- und infraorbitalis, die Neuralgia supra- et inframaxillaris), ferner die Neuralgia cervico-occipitalis, die im Ausbreitungsgebiete der Nn. occipital. major und minor, des N. auricularis magnus und der anderen Cervicalnerven empfunden wird, sollen hier nicht eingehend behandelt werden. Wir werden aber aus diagnostischen Gründen öfters auf diese reinen Neuralgien zurückkommen müssen.

A. Die selbständigeren Formen des Kopfschmerzes.

1. Der Migränekopfschmerz.

Symptomatologie: Der Kopfschmerz kann das einzige Symptom der Krankheit „Migräne" sein. Das kommt recht häufig vor. Er beschränkt sich durchaus nicht, wie man aus der Bezeichnung Hemicranie ($\dot{\eta}\mu\iota\varkappa\rho\alpha\nu\acute{\iota}\alpha$ — Galén) schließen könnte, auf eine Kopfhälfte. Nach Möbius und anderen Autoren sind die halbseitigen etwa doppelt so häufig als die in beiden Kopfseiten empfundenen Schmerzen; bei jenen werden sie links etwas häufiger als rechts lokalisiert. Gar nicht selten wird die Angabe gemacht, daß die Seite in den einzelnen Anfällen wechsele, zuweilen auch, daß ein ganz regelmäßiges Alternieren stattfinde. Der Schmerz wird fast ausnahmslos in den Vorderkopf verlegt, und zwar in die Tiefe, in das Innere des Schädels, nie in die äußeren Teile. Am häufigsten ist es die Gegend über den Augen, aber auch die Mitte der Stirne, die Schläfengegenden und die Nasenwurzel. Zuweilen wird der Schmerz auch in das Innere des Augapfels verlegt, ganz wie beim Glaukom. Bei schweren Anfällen kann er sich bis in den Oberkiefer und den Hinterkopf, ja bis in den Nacken erstrecken; er beginnt aber hier nicht, ich wenigstens habe noch keinen reinen Migränekopfschmerz in diesen Teilen anfangen sehen. In den leichten Anfällen beschränkt er sich auf die Stirne und die Umgebung der Augen. Der Grad des Schmerzes wechselt von geringfügigen Sensationen bis zur Unerträglichkeit; manche Patienten können ihrem Berufe, wenn auch etwas mühsam, nachgehen, andere werden geradezu rasend. Am häufigsten wird der Schmerz von intelligenteren Kranken als ein bohrender, nagender charakterisiert, der öfters den Schädel auseinanderzutreiben scheine. Die Kranken fühlen sich oft äußerst elend und matt, manche sehen leichenblaß aus. Hat man Gelegenheit, an schwerer Migräne Leidende im Anfalle selbst zu beobachten, so wird man von der Ähnlichkeit ihres Verhaltens mit dem Benehmen von Kranken, die an einer Gehirngeschwulst leiden, geradezu frappiert. Ebenso wie diese vermeiden sie auch die geringste Bewegung im Gegensatze zu Patienten, die an anderen heftigen Schmerzen laborieren; namentlich wird der Schmerz bei Bewegungen des Kopfes und der Augen gesteigert. Alle stärkeren Sinnesreize, namentlich grelles Licht und Geräusche werden peinlich empfunden. Es besteht eine hochgradige allgemeine Hyperästhesie auf sensorischem und sensibelem Gebiete. Auch die Haut des Kopfes ist meist etwas hyperalgetisch. Die Austrittsstellen der Nn. supra et infraorbitales habe ich im Anfalle oft druckempfindlich gefunden, gerade so wie bei den an typischen Neuralgien Leidenden. Diese Druckpunkte konnten aber nach dem Abklingen der Anfälle nicht mehr nachgewiesen werden. Kühle Umschläge, die Eisblase lindern den Migränekopfschmerz in der großen Mehrzahl der Fälle. (Vgl. auch unter Therapie.)

Charakteristisch für den Migränekopfschmerz ist nun, daß er in periodisch wiederkehrenden Anfällen auftritt; deren Häufigkeit wechselt außerordentlich, auch bei demselben Individuum. Meistens liegen mehrere Wochen zwischen ihnen, zuweilen auch einige Monate, viel seltener mehrere Jahre. Es kann aber auch eine solche Häufung eintreten, daß die Attacken in einer Woche mehrere Male kommen, ja daß eine Zeit lang die Pausen fortbleiben — Status hemicranicus. Am häufigsten sind wohl 2—4 wöchentliche Intervalle; bei Frauen decken sich die Anfälle oft jahrelang mit den Menses, bei manchen haben sie aber auch gar keine Beziehungen zur Periode.

Der einzelne Anfall beginnt gewöhnlich in der Frühe mit dem Erwachen, seltener schon in der Nacht oder am Abend. Manche Patienten fühlen schon am Tage vorher gewisse Prodrome: Müdigkeit, Reizbarkeit, allgemeines Unbehagen, leichte Magen-darmerscheinungen, unbegründete Angst. Zuweilen beginnt der Anfall zu ganz bestimmter Zeit, auch erst am Vormittag. Die Dauer des Anfalles schwankt zwischen wenigen Stunden und 2—3 Tagen; als Durchschnitt kann man wohl 12 Stunden an-geben. Freilich hängt viel von dem Verhalten des Kranken ab, auch von der Art der auslösenden Gelegenheitsursachen.

Eines der relativ konstantesten Symptome des Migräne-anfalles ist das Erbrechen, welches ungefähr in der Hälfte, vielleicht in zwei Dritteln der Fälle eintritt. In der großen Mehr-zahl stellt es sich gegen Ende der Attacke ein, zuweilen wiederholt es sich aber auch mehrmals während des Anfalles, und dann erinnert der Patient sehr an den Seekranken. Der Appetit liegt bei den mittelschweren und schweren Fällen ganz darnieder.

Zur näheren Charakterisierung der Cephalalgie bei der Migräne erscheint es notwendig, auf einige Eigentümlichkeiten des Anfalles kurz einzugehen, die aber nur in einer Minderzahl von Fällen zu konstatieren sind. Relativ am häufigsten ist die Augenmigräne (Migraine ophthalmique der Franzosen). Hier wird der Anfall von einer visuellen Aura (Möbius) einge-leitet. Die Kranken sehen bald leuchtende, bald dunkle Punkte oder Flecken, bald handelt es sich um eine helleuchtende Zick-zackfigur (wie sie z. B. von dem verstorbenen Jolly beschrieben wurde, der selbst an Migräne gelitten hat), die sich an einer Seite des Gesichtsfeldes entwickelt, die Hälfte desselben oder auch das ganze einnimmt, meist nur auf einem Auge. Zuweilen ist nur eine Verdunkelung des Gesichtsfeldes, Skotom, vorhanden, häufiger aber wird dieses von leuchtenden Figuren umgeben: **Flimmer-skotom** (Scotoma scintillans). Es kann auch vom Fixierpunkt ausgehen und sich nach den peripheren Abschnitten des Gesichts-feldes hin bewegen. Der Variationen gibt es recht viele; eine wirkliche Amaurose tritt nicht ein. Diese optischen Phänomene dauern von 2—3 Minuten bis zu einer Stunde, dann folgt der Kopfschmerz. Ich möchte mit **Moebius** (a. a. O.) annehmen, daß die Häufigkeit des Flimmerskotoms sehr überschätzt worden ist; vielleicht kann man es in $\frac{1}{4}$—$\frac{1}{5}$ der Migränefälle annehmen, wenigstens bei uns in Deutschland.

Erheblich seltener als die visuelle Aura sind die **anderen Formen der Aura: halbseitige Parästhesien und vorüber-gehende Aphasie.** Jene bestehen in dem bekannten Gefühle des Kribbelns, Eingeschlafenseins, welches in den Fingern einer Hand (seltener im Fuße) beginnt, nach dem Arm und öfters auch der entsprechenden Gesichtsseite emporsteigt. In einem schweren Falle meiner Beobachtung, der ein Mädchen von 22 Jahren betraf, bestand während der Dauer dieser Mißempfindungen auch eine ziemlich erhebliche Parese des (rechten) Armes in allen Muskel-gruppen und eine diffuse objektive Hypästhesie für alle Empfin-dungsqualitäten; letztere war am stärksten an den Fingern und der Hand ausgeprägt und nahm proximalwärts ab. Daß sogar wiederholt hemiplegische Zustände auftreten können, die zugleich mit anderen typischen Migränesymptomen in kurzer Zeit völlig zurückgehen können, beweist eine interessante Mit-teilung von O. **Renner** (6). Im allgemeinen fehlen aber wirkliche Lähmungen ebenso wie Krämpfe; hierdurch kann man diese Parästhesien von Anfällen Jacksonscher Epilepsie meistens unter-scheiden. Die sensibele, meist kürzere Zeit dauernde Aura ist gewöhnlich nur dann vorhanden, wenn eine visuelle vorange-gangen ist; beide betreffen in der Regel dieselbe Körperseite. Es kann sich ferner eine **transitorische Aphasie** anschließen, namentlich wenn die Parästhesien die Zunge ergreifen. Es scheint mir, daß es sich, wie auch bei der eben erwähnten Patientin, öfter vielleicht um eine **Dysarthrie,** d. h. die Schwierigkeit oder Unfähigkeit, die Wörter richtig auszusprechen, handelt als um eine wirkliche motorische Aphasie, d. h. um das Unvermögen, die passenden Worte zu finden. Liveing (5), der eine besonders große Erfahrung auf dem Gebiete der Hemikranie besitzt, schildert ebenso wie die französischen Autoren, Fälle, in denen unzweifelhafte motorische, sogar auch sensorische Aphasie (Worttaubheit) vorlag; auch Agraphie ist beschrieben. Liveing fand in 15 von 60 Fällen Sprachstörung, in 12 derselben war eine sensible Aura vorausgegangen, die siebenmal auf die rechte Körperseite beschränkt und viermal doppelseitig war; 1 Fall war nicht sicher zu beurteilen. Das Gesicht ist im Anfalle bald rot und warm, bald blaß und kühl; vermehrte Tränensekretion besteht oft. Die Pupillen sind im allgemeinen häufiger etwas verengt; ausnahmsweise kommt eine deutliche Differenz auf beiden Seiten vor. Der Augenhintergrund ist meistens unverändert; doch habe ich einige Mal bestimmt am Tage nach den Attacken eine beträchtliche Hyperämie der Opticus-Papille und der Venen gesehen. Die A. temporalis ist nicht selten auf der schmerzenden Seite erheblich angeschwollen. Die Pulsfrequenz ist gewöhnlich nicht verändert; ich habe aber ebenso wie andere Verlangsamungen bis auf 50 Schläge beobachtet.

Sehr selten verknüpfen sich psychische Störungen mit der Hemikranie; es handelt sich meist um Gesichtshalluzinationen, Verwirrtheit und starke Erregung, die aber rasch vorübergehen. Ob es, wie Mingazzini will, eine selbständige Dysphrenia hemicranica gibt, oder ob die konstatirten geistigen Störungen unter die epileptischen einzureihen sind, muß vorläufig dahingestellt bleiben.

Gehörs- und Geschmacksstörungen kommen gleichfalls nur ausnahmsweise vor, ebenso vermehrte Speichelabsonderung; häufiger ist Schwindel. H. Oppenheim (Lehrbuch 5. Auflage) erwähnt einen Migränekranken, bei dem die Anfälle mit ausgesprochener cerebraler Unsicherheit einhergingen.

Ich habe zurzeit eine 65 jährige Dame wegen einer ziemlich schweren, sicher traumatischen Ischias rechts in Behandlung. Sie gibt an, sie stamme aus einer Familie, in welcher typische Migräne und bis zum Lebensende dauernder Schwindel erblich seien. Der letztere trete aber nicht vorwiegend mit den Anfällen auf, sondern bestehe andauernd während des ganzen Lebens. Ihr Großvater sei 80 Jahre alt dabei geworden und habe sich oft infolge des Schwindels verletzt. In der nächsten Generation hätten unter 9 Kindern 3 an heftiger Migräne mit Erbrechen und permanentem Schwindel gelitten; eins von diesen drei sei ihre Mutter gewesen, die, während die periodischen

Kopfschmerzen im Alter von etwa 50 Jahren aufgehört hätten, bis zu ihrem im 84. Lebensjahr erfolgten Tode an dieser peinigenden Unsicherheit gelitten habe. In ihrer eigenen Generation (2 Geschwister) hätten 4 Kinder jahrzehntelang heftigste Migräne gehabt, aber nur 2 Migräne und an dauernden Schwindel. Bei ihr selbst sei der Schwindel gleichzeitig mit den Migräneanfällen im Alter von 16 Jahren aufgetreten. Während die Anfälle seit zirka 20 Jahren aufgehört hätten, dauere der Schwindel jetzt noch an. Infolge des letzteren ist sie schon sehr häufig gefallen; bereits vor 3 Jahren hat sie sich durch Fall auf das Gesäß eine ziemlich langdauernde Neuralgie des rechten N. ischiadicus zugezogen, die nach einigen Wochen zurückging. Vor 4 Wochen dieselbe Verletzung; jetzt kam sie mit einer recht heftigen Ischias rechts zu mir. Durch entsprechende Maßnahmen war diese bereits so gut wie beseitigt, als sie wiederum in einem Schwindelanfalle beim Aufstehen vom Stuhle das Unglück hatte, auf dieselbe Stelle zu fallen und ein schlimmes Rezidiv zu erleiden. Augenblicklich ist auch dieses fast geheilt; außerdem nimmt die Frau jetzt auf meinen Rat andauernd Brom und bedient sich stets eines Stockes mit Gummizwinge. „Bei den Anfällen", so schildert sie selbst, „habe ich das Gefühl, als ginge ich erhöht und hätte fast gar keinen Boden unter den Füßen. Öfters, wenn ich zu Bett gehe, ist es mir, als läge ich in einem Schiffe, welches von den Wellen geschaukelt wird". Eins von ihren Kindern, ein jetzt 28 jähriges Mädchen, hat von seinem 24. bis zum 26. Jahre Kopfschmerzen mit Erbrechen gehabt, seitdem nicht mehr; keinen Schwindel. 3 Brüder sind von beiden Erscheinungen frei. — Objektiv ist außer sehr starkem Rombergschen Phänomen und einer immer noch zu konstatierenden Unsicherheit des Ganges, die aber nach Aussage der begleitenden Tochter vor der Bromzufuhr viel hochgradiger gewesen sei, nichts Krankhaftes bei der Frau nachzuweisen, insbesondere kein Nystagmus, auch keine sonstigen Erscheinungen von seiten des Vorhofes oder des Kleinhirns. Von Interesse ist noch die Angabe, eine Behandlung ihres Schwindels habe niemals stattgefunden, ebensowenig wie bei ihren sonstigen Verwandten. Man habe diese Erscheinung als etwas Vererbtes, Unabänderliches hingenommen. — Wegen der Seltenheit der Beobachtung — ich habe eine ähnliche Kombination von permanenten familiärem Schwindel plus Migräne in der Literatur nicht finden können — und ihres kasuistischen Interesses habe ich sie hier etwas ausführlicher mitgeteilt.

Die geschilderten Symptome können nun in den verschiedensten Kombinationen auftreten. Zuweilen gleicht ein Anfall dem anderen, häufiger besteht eine große Regellosigkeit in Bezug auf die verschiedenen Formen der Aura. Bald stellen sie sich bei jeder Attacke ein, bald sind sie unvollständig, bald fehlen sie gänzlich. Die häufigste Form der Migräne-Anfälle besteht, wie schon erwähnt, aus Kopfschmerz mit Erbrechen oder aus Kopfschmerz allein. Es gibt aber auch sehr seltene Fälle, in denen der Kopfschmerz fehlt und allein periodisches Erbrechen auftritt; wir haben dann eine larvierte Migräne vor uns, die von englischen Autoren als sickgiddiness bezeichnet wird. Auch seltene Abortivformen, die lediglich aus einem kurzen Flimmerskotom oder einer rasch vorübergehenden Nausea mit Kopfdruck bestehen, sind bekannt.

Von Interesse sind die Beziehungen der Migräne zur Epilepsie. Daß eine große klinische Ähnlichkeit zwischen beiden Krankheiten besteht, ist nicht zu verkennen. In beiden haben wir das Auftreten in Anfällen, oft eine einleitende Aura, Beschließung mit Schlaf. Bei beiden kommen vollständige und unvollständige Attacken vor; die auslösenden Momente sind, wie wir noch sehen werden, bei beiden fast dieselben. Die Vermutung, daß beiden Leiden dieselbe oder eine ähnliche, vielleicht nur dem Grade nach verschiedene Veränderung im Gehirne zugrunde liege, drängt sich jedem auf. Diese Mutmaßung ist um so begründeter, als es nicht mehr bezweifelt werden kann, daß ein Übergang von Hemikranie nach längerem Bestehen in Epilepsie bei demselben Individuum vorkommt. Beide Erkrankungen können auch neben einander bestehen. Immerhin sind das bis jetzt nur große Ausnahmen, die aber von theoretischem Interesse sind. Es geht entschieden viel zu weit, wie Féré Epilepsie und Migräne als dasselbe anzusehen; man bedenke doch nur, daß bei letzterer niemals Demenz eintritt, auch wenn sie noch so lange währt.

Wie bei der Epilepsie gibt es wahrscheinlich auch bei der Hemikranie „Äquivalente“ (Moebius): periodisch auftretende Anfälle von Magenschmerzen, Darmkoliken, Herzkrämpfe, heftige Schmerzen an einer umschriebenen Partie des Rumpfes oder einer Extremität (Oppenheim), Attacken von Schwindel und psychischer Depression. Zweifelhafter sind die sogenannten „Transformationen“ Liveings und anderer Autoren, z. B. in Asthma-Anfälle, Glottiskrämpfe u. a.

Lähmung einzelner Augenmuskeln sind von verschiedenen Autoren während des Migräneanfalles beobachtet worden, am häufigsten wohl Ptosis, die auch ich zweimal in sicher reinen Fällen von Hemikranie gesehen habe; mehrfach ist auch eine andauernde Parese eines oder mehrerer Augenmuskeln konstatiert worden. Die periodische Oculomotoriuslähmung (Moebius, Migraine ophthalmoplégique Charcots), bei welcher von Kindheit an oder seit der Jugend auf den Oculomotorius beschränkte, mit Kopfschmerzen und Erbrechen ein-

hergehende Lähmungen in ziemlich regelmäßigen Zwischenräumen auftreten, ist wahrscheinlich, trotz der gegenteiligen
Meinung von Moebius, als eine Abart der reinen Hemikranie
aufzufassen, insoweit ihr nicht lokale Affektionen (einige Male
wurden kleine Tumoren am N. III. gefunden) an der Basis der
mittleren Schädelgrube zugrunde liegen.

Vorkommen, Ätiologie. Der Migränekopfschmerz
ist die häufigste aller Kopfschmerzformen. Daran kann
niemand zweifeln, der sich die Mühe nimmt, eine genaue Anamnese
zu erheben. Im ganzen werden mehr Frauen als Männer von
dem Übel befallen, aber nicht soviel mehr als manche Autoren
angenommen haben; das Verhältnis ist etwa 5—6 : 4, wenn man
den Durchschnitt aus den vorsichtigeren Statistiken berechnet.
Wahrscheinlich ist der Stand und Beruf ohne wesentliche Bedeutung; es ist sicher nicht richtig, daß die sogenannten höheren
Klassen von dem Leiden erheblich mehr betroffen werden. Dagegen ist es wahrscheinlich, daß die Kopfarbeiter infolge ihrer
Lebensweise in geschlossenen Räumen und infolge des Mangels
an körperlicher Bewegung häufiger und schwerer von Anfällen
heimgesucht werden als die Angehörigen der im Freien be-
schäftigten Bevölkerungsklassen. — Die Krankheit beginnt
fast immer in der Kindheit oder in der Jugend; je sorgfältiger man fragt, einen um so früheren Termin erfährt man gewöhnlich. In einzelnen Fällen jedoch macht sich die Krankheit
erst gegen Ende des dritten oder im vierten Decennium bemerkbar.
Wird der Beginn mit Bestimmtheit noch später angegeben, so
sei man mit der Diagnose stets vorsichtig. Am häufigsten,
mindestens in der Hälfte der Beobachtungen, tritt der erste
Anfall zwischen dem 12. und 20. Jahre auf.

Es gibt wohl keine Nervenkrankheit, vielleicht keine Krankheit überhaupt, die in dem Maße wie die Hemikranie auf
direkter, gleichartiger Vererbung beruht; hierin ist
Moebius, der bei seinem Materiale 90 % dieser Heredität fand,
auch nach meiner Erfahrung unbedingt zustimmen. Wenn man
bedenkt, wie mangelhafte Angaben man bei solchen Erhebungen
oft auch von den sogenannten Gebildeten erhält, so kann man
ruhig behaupten, daß die Migräne wohl ausnahmslos direkt
vererbt wird. Das ist theoretisch und praktisch von
größtem Interesse. Man muß natürlich immer bedenken,

daß das Vererbbare einmal entstanden sein muß, also bei dem Kranken auch zum ersten Mal in die Erscheinung treten kann. Die meisten Migränekranken gehören auch zu den ab origine Nervösen. Aber jeder erfahrenere Nervenarzt wird auch Familien kennen, in denen die Migräne einheimisch ist, ohne daß irgend erheblichere Symptome von Neurasthenie oder Hysterie vorlägen. Daß ein Mensch, der jahrzehntelang schwere Hemikranie-Anfälle durchzumachen hat, zum Neurastheniker wird, das ist ja nicht erstaunlich.

Man muß die hemikranische Anlage von den die Anfälle auslösenden Gelegenheitsursachen trennen. Daß der erste Anfall öfters nach einer Infektionskrankheit auftritt, ist ziemlich sicher festgestellt. Typhus, Scharlach werden in dieser Beziehung am meisten beschuldigt; ich glaube, daß auch die Influenza hier zu nennen ist. Unter den eigentlichen auslösenden Momenten der einzelnen Anfälle möchte ich mit Moebius die Gemütsbewegungen, vor allem Ärger jeder Art, in erster Reihe nennen; dann folgen die geistigen Überanstrengungen, der Alkohol, auch schon in geringen Mengen, und die sexuellen Exzesse. Seltener kommen körperliche Anstrengungen in Frage. Magen-Darmstörungen werden viel häufiger beschuldigt, als begründet ist; da die Hemikranie oft von Übelkeit und Erbrechen begleitet ist, so wird hier gewöhnlich die Wirkung mit der Ursache verwechselt. Möglich, daß bei Einzelnen schwer verträgliche Speisen einen Anfall hervorrufen.

Ich kenne mehrere Migräneleidende, die sich viele Jahre lang geradezu kasteiten, indem sie bald alle Mehlspeisen, bald Milch und Obst, auch Butter ablehnten, ohne wirklichen Nutzen. Ein Herr behauptete, erst seitdem er diese Lebensweise führe — das war zu Beginn des 6. Decenniums — seien die Anfälle weggeblieben. Er kam schließlich so herunter, daß eingeschritten werden mußte. Es war nicht leicht, ihn davon zu überzeugen, daß das Zessieren der Anfälle eine Folge des zunehmenden Alters sei. Binnen kurzem nahm er von allen Speisen und erholte sich außerordentlich, ohne daß die Migräne je wiederkehrte.

Verstopfung und die monatliche Periode spielen sicher eine nicht unbedeutende Rolle. Es ist auch zuzugeben, daß Erkrankungen der Schleimhaut der Nase und ihrer Nebenhöhlen, vielleicht auch der Ohren, den Ausbruch der Krankheit bei vorhandener Anlage begünstigen können. Ob das auf reflektorischem Wege geschieht oder, was mir wahrscheinlicher ist, per continguitatem, soll später erörtert werden. Der Einfluß von Schwankungen des Luftdruckes ist zweifelhaft, ebenso der von Erkrankungen der Genitalorgane. Der von Gowers und französischen Autoren betonte ursächliche Zusammenhang der Migräne mit der eigentlichen Gicht (Arthritis urica), der von Haig auch bezüglich der einzelnen Attacken angenommen wurde, hält einer schärferen Kritik nicht stand; ebensowenig bestehen ätiologische Beziehungen zwischen dem chronischen Gelenk- und Muskelrheumatismus einerseits und der reinen, unkomplizierten Hemikranie andererseits. (Das Nähere vergleiche in dem Abschnitte Knötchen- oder Schwielen-Kopfschmerz.)

Verlauf und Prognose. Der hemikranische Kopfschmerz begleitet den Menschen nicht selten durch das ganze Leben, wenn auch manchmal mit längeren Intermissionen. Aber alle Autoren stimmen darin überein, daß die Anfälle etwa um das 50. Jahr herum, bzw. in der Menopause leichter und seltener werden und oft ganz aufhören. Das Erbrechen und das Flimmerskotom bleiben häufiger schon vorher aus. Zuweilen tritt auch schon früher, durch uns unbekannte Umstände, völlige Heilung ein. Ob eine Gravidität, Kopfverletzungen (??), Infektionskrankheiten imstande sind, die Migräne zu vertreiben, wie von einigen Autoren angegeben wird, erscheint mir sehr zweifelhaft. Der lindernde Einfluß der Menopause kann sich aber auch ausnahmsweise in das Gegenteil umkehren, in erhebliche Verschlimmerung, die auch ich einige Male gesehen habe.

Die Prognose quoad vitam ist günstig. Über die Beziehungen zur Epilepsie wurde oben schon gehandelt. Was die „Umwandlung“ in Tabes oder Paralyse anbetrifft, so ist sie höchst unwahrscheinlich. Hier liegt wohl stets ein diagnostischer Irrtum vor, insofern Anfälle von Migräne ein Frühsymptom dieser Krankheiten sein können. (Siehe später.) Betreffs des Übergangs der Migräne in grobe Gehirnveränderungen oder der Herbeiführung dieser in einem früheren als dem gewöhnlichen Alter ist nur sehr wenig Sicheres bekannt. Häufige Vorkommnisse sind das sicherlich nicht. Immerhin dürfte sich in Zukunft eine sorgfältigere Beachtung dieser Möglichkeiten empfehlen. Unsere Erfahrungen über die Bedeutung der neurovaskulären Erkrankungen (Oppenheim) im letzten Jahrzehnt lassen derartige Eventualitäten nicht so fernliegend erscheinen. Als Beispiel einer solchen Beobachtung sei folgende von Oppenheim kürzlich mitgeteilte erwähnt (Deutsche Zeitschrift f. Nervenheilkunde, Bd. 41, S. 385):

Bei einem Herrn, der seit 30 Jahren an einem periodischen, schließlich sehr häufigen linksseitigen Kopfschmerz über dem linken Auge litt, welcher ganz den Charakter einer nervösen Cephalalgie zeigte, stellte sich im 50. Jahr ein apoplektischer Insult mit Aphasie, Hemiplegia dextra und tötlichem Ausgang ein. Keine Autopsie. — In einer schon früher (Charité-Annalen, Bd. 15) von demselben Autor gemachten ganz ähnlichen Beobachtung hatten sich ähnliche Lähmungserscheinungen eingestellt, als deren anatomische Grundlage sich eine Thrombose der Carotis interna kurz vor dem Abgange der A. fossae Sylvii fand.

Man muß in solchen Fällen allerdings immer eine inzwischen acquirierte Lues ausschließen können, ebenso wie in denjenigen, in denen die Hemikranie in Epilepsie übergegangen sein soll. Es gelingt dies, auch wenn die Anamnese im Stiche läßt, jetzt ja viel leichter mittels der im Blute bzw. im Liquor cerebrospinalis anzustellenden Reaktionen, nämlich der Komplementablenkung nach Wassermann im Blute und Liquor, der Untersuchung des Liquor auf Globulin nach Nonne-Apelt und derjenigen auf Lymphocytose.

Die Prognose quoad sanationem ist viel weniger günstig, wie auch aus den Bemerkungen über den Verlauf hervorgeht. Namentlich sind es die kompleten Anfälle, die geeignet sind, die Lebensfreude und die Arbeitsfähigkeit ganz erheblich zu beeinträchtigen. Je seltener und je leichter die Attacken, desto geringer ist sicherlich die Gefahr einer palpabeln sekundären Schädigung des Gehirnes.

Differentialdiagnose: Der Kopfschmerz bei den typischen vollständigen Migräneanfällen kann keine Schwierigkeiten bereiten. Auch der allein auftretende periodische halbseitige Schmerz ist unschwer zu erkennen. Im übrigen kann die Unterscheidung um so schwieriger werden, je unvollständiger die Attacken sind, am schwierigsten bei den larvierten Formen und den hemikranischen Äquivalenten. Eine wichtige Frage bleibt immer, ob Migräne allein und selbständig vorliegt, oder ob sie nur Symptom einer anderen Krankheit ist: Symptomatische Migräne. Hier kommen außer Tabes und progressiver Paralyse in erster Linie alle intrakraniellen Herderkrankungen in Betracht. Die bei letzteren geklagten Kopfschmerzen sollen im Abschnitt B besprochen werden. Hier soll nur erwähnt werden, daß pathognomonische Zeichen dieser Übel, wie z. B die Pulsverlangsamung (s. oben), ausnahmsweise auch auf der Höhe eines reinen Migräneanfalles konstatiert werden können. Wo irgendwelche Zweifel entstehen, erinnere man sich stets, daß der Migränekopfschmerz ein hereditäres in der Jugend bzw. Kindheit beginnendes Leiden ist; dies ist eines der wichtigsten differentialdiagnostischen Kriterien gegenüber allen anderen Kopfschmerzformen. Wo die Erblichkeit nach eindringlichem Examen nicht mit Bestimmtheit nachgewiesen werden kann, da soll man immer Bedenken tragen, die Diagnose: Migränekopfschmerz zu stellen. Fällt der Beginn jenseits des 3. Dezenniums, so denke man zunächst immer an eine Tabes oder Paralyse oder an eine cerebrale Herdaffektion. Das nächstfolgende wichtigste Charakteristikum ist die Periodizität des Kopfschmerzes, bzw. das Auftreten in Anfällen, das freilich auch bei manchen symptomatischen Formen ausgeprägt sein kann, den Migränekopfschmerz aber doch von vielen anderen Kopfschmerzformen mit wünschenswerter Sicherheit unterscheiden läßt. Nur der seltenere Status hemicranicus könnte in dieser Hinsicht einmal Schwierigkeiten bereiten. Wo diese 3 Kardinaleigenschaften des Migränekopfschmerzes oder einer derselben fehlt, da sei man mit der Diagnose immer recht vorsichtig. Bezüglich des Näheren muß auf die folgenden Kapitel verwiesen werden. — Eine Verwechslung mit einer Supraorbitalneuralgie kann nur bei größter Oberflächlichkeit mit unterlaufen. — Der von manchen Autoren besonders hervorgehobene „Kopfschmerz der Kinder" und der „Kopfschmerz der Heranwachsenden" (Cephalea adolescentium) sind meistens zur Migräne zu rechnen, deren typische Periodizität in diesem Alter zuweilen noch nicht scharf ausgeprägt ist, oder zum neurasthenischen Kopfschmerz (siehe diesen).

Behandlung. Die Anlage zur Hemikranie läßt sich nicht verhüten; bei Heiraten könnte vielleicht mehr Rücksicht darauf genommen werden, daß wenigstens keine potenzierte Vererbung dadurch stattfindet, daß beide Teile an der Krankheit leiden. Im übrigen deckt sich die Prophylaxe mit derjenigen der Gehirnkrankheiten überhaupt: absolute Alkoholabstinenz, regelmäßige hygienische Lebensweise, Vermeidung von Aufregungen und geistiger Überanstrengung, viel Aufenthalt im Freien sind das

Wichtigste. Bei der Berufswahl sollte man, wenn die Verhältnisse es gestatten, auf Beschäftigung im Freien und Fernbleiben von der Großstadt bedacht sein. — Personen aus Migränefamilien sollten ferner mit Nutzen, ebenso wie die zur Neurasthenie neigenden, folgende zwei speziellen Vorsichtsmaßregeln beobachten: 1. das Grundgesetz der Nervenphysiologie von Abwechslung zwischen Tätigkeit und Ruhe systematisch in ihrer ganzen Lebensweise zum unerschütterlichen Prinzip erheben; daß dies auch in den weniger bemittelten Bevölkerungsklassen in gewissem Maße durchzuführen ist, habe ich früher (7) gezeigt. 2. keine zu großen Essenspausen machen, sondern mindestens alle 2—3 Stunden eine, wenn auch nur kleine, Mahlzeit zu sich nehmen; ein Stück Brot, wenige Cakes, eine Tasse Milch usw. genügen.

Die eigentliche Therapie hat eine Verminderung und Abschwächung der Anfälle zu erstreben. Dieser Zweck kann nur erreicht werden durch möglichste Vermeidung der oben angeführten Gelegenheitsursachen. Speziell möchte ich unter diesen noch hervorheben alle blendenden Einflüsse, den Aufenthalt in überhitzten und mit verdorbener Luft erfüllten Räumen, sportliche Überanstrengung, Erschöpfung durch ein Übermaß von gesellschaftlichen Veranstaltungen, Theatern, Konzerten usw. Man darf hier jedoch auch keine Verwöhnung Platz greifen lassen; eine allzusehr störende Überempfindlichkeit ist natürlich nicht wünschenswert. Daß der Genuß zu großer Quantitäten von Fleisch, der besonders in den Großstädten üblich ist, auf die Dauer schädlich wirkt, ist sicher; ein Versuch mit zeitweiliger ausschließlich vegetabilischer Kost ist öfters anzuraten. Ein Wechsel des Aufenthaltsortes ist meistens von Nutzen; namentlich ist bei Häufung von Anfällen ein längerer Aufenthalt im Gebirge oder an der See zu empfehlen. Diese Maßnahmen wie das übrige antineurasthenische Heilverfahren führen oft zu einer Verminderung der Attacken; man erwarte sich aber nichts von ihnen hinsichtlich einer Beseitigung der hemikranischen Konstitution. Auch von den verschiedenen elektrotherapeutischen Methoden ist hier ein Nutzen nicht zu erhoffen. Deshalb können wir in den meisten Fällen die medikamentöse Behandlung nicht entbehren. Die mit den leichteren Formen Behafteten sollten sich aller Arzneimittel enthalten; in unserer sensibelen Zeit muß das betont werden. Den an mittelschwerer oder schwerer

Migräne Leidenden die mildernden Arzneimittel vorzuenthalten, wäre grausam und töricht zugleich. Und zwar hat man hier solche Medikamente zu unterscheiden, die die **Krankheit Migräne** selbst angreifen, vor allem eine Häufung von Attacken bekämpfen, und solche, die den **einzelnen Schmerzanfall** zu lindern geeignet sind. In der ersten Gruppe stehen obenan die **Brompräparate**, die nach meiner Erfahrung immer noch viel zu wenig und vor allem nicht systematisch genug verabreicht werden. Zum Teil sind legendenhafte, ganz unbegründete Vorstellungen von der Schädlichkeit dieses Arzneimittels bei nicht wenigen Ärzten schuld an diesem Versäumnis, ebenso wie an der inkonsequenten Behandlung der Epilepsie. Ich lege gleich Moebius Wert darauf, die Salze recht lange fortnehmen zu lassen, in den mittelschweren Formen 2—3 g pro die mindestens 6—8 Wochen lang, in den schweren 4—6 g ebenso lange. Man muß dann mit der Dosis allmählich zurückgehen. Ich ziehe das Bromnatrium den übrigen Salzen vor. Um das Brom intensiver zur Wirkung kommen zu lassen, kann man, wie bei der Epilepsiebehandlung, gleichzeitig eine kochsalzarme Kost verordnen. Diese von **Liveing** und später von **Charcot** empfohlene Bromkur kann bei Bedarf mehrere Mal im Jahre wiederholt werden und ist stets im Status hemicranicus indiziert. **Ich kenne kein Mittel, welches bei konsequenter Darreichung auch in den schwersten Formen der Hemikranie** annähernd so günstig wirkt, und zwar scheint es, daß viele an Migräne Leidende auf dieses Medikament gleichsam geaicht sind; so gut wird es von ihnen vertragen. Ich will nur erwähnen, daß mir wiederholt von Angehörigen von Kollegen, die bekanntlich eine recht skeptische Klientel bilden, lebhafter Dank bezeugt wurde für die Durchführung einer solchen konsequenten Bromtherapie.

Im Anfalle wirken die Bromsalze lange nicht so prompt. Hier sind am wohltuendsten die modernen Antineuralgica und Analgetica, von denen sich am meisten bewährt haben: Antipyrin 0,5—1,0; Phenacetin 0,75—1,0; Migränin, 1,10 (= Antipyrin + Coffein citricum). Auch Pyramidon 0,4—0,5, Aspirin 1,0 sind zu empfehlen. **Moebius** empfahl 1—2 g Natr. salicyl. Man mache es sich zur Regel, diese Mittel gleich bei den ersten Anzeichen des herannahenden Anfalles zu verabreichen und sie nach 1—2 Stunden eventuell noch einmal zu geben, aber niemals in den ganz leeren Magen, da man sonst recht unangenehme Intoxikationserscheinungen erleben kann. Am geeignetsten erschien es mir, erst eine Tasse starken Kaffees mit 2—3 Cakes nehmen und dann mit dem letzten Schlucke das Pulver oder die Tablette hinunterspülen zu lassen. Ich rate, von der Anwendung der zahllosen übrigen Migränemittel Abstand zu nehmen; sie sind völlig entbehrlich und oft nicht unschädlich. Für die schlimmsten Schmerzen gibt es nur ein sicheres Mittel: eine Injektion von Morphium (0,015—0,02); es wäre unmenschlich, den Schwerleidenden diese Panacee aus übertriebener Furcht vor Morphinismus vorzuenthalten. Absolute Ruhe, Verdunkelung des Zimmers, eine kalte feuchte Kompresse oder ein Eisbeutel auf dem Kopf unterstützen die Wirkung der genannten Antineuralgica bei den meisten Patienten ganz bedeutend. Eine Minderzahl verträgt die Kälte am Kopfe nicht; sie zieht es vor, sich ein trockenes Tuch fest um den Kopf zu binden; intensive Wärme in Gestalt von Thermophoren, Kataplasmen usw. wird nur ausnahmsweise bevorzugt. Wem es möglich ist, während des Anfalles leichte Nahrung zu nehmen, dem ist dies sehr anzuraten; in allen heftigeren Attacken wird jegliche Nahrung wegen der starken Nausea abgelehnt; es hat dann keinen Zweck, Nahrungsaufnahme erzwingen zu wollen.

Zur Theorie des Migränekopfschmerzes bzw. der Migräne. Pathogenese. Wie können wir uns das Zustandekommen des Kopfschmerzes bei der Hemikranie erklären? Es sollen hier keineswegs alle theoretischen Anschauungen mitgeteilt werden, die sich im Laufe der Zeit über diese Frage entwickelt haben. Es möge genügen, die historisch wichtigeren zu erwähnen, die für unsere heutigen anatomischen und pathologisch-physiologischen Vorstellungen plausiblen kritisch zu beleuchten und einen Weg zu zeigen, der uns auf diesem ebenso schwierigen wie interessanten Gebiete vielleicht schneller vorwärtsbringen wird.

Aus den Schilderungen des Hippokrates (diese historischen Angaben siehe bei Kehr (8)) geht hervor, daß er die Migräne bereits gekannt hat. Aretaeus aus Cappadocien (2. Jahrhundert nach Chr.) trennt sie von den übrigen Cephalalgien und bezeichnet sie als Heterokranie. Seit dieser Zeit behauptet die Migräne eine gewisse Sonderstellung; Galen hat ihr, wie bereits erwähnt, den Namen gegeben. Er teilt alle Kopfschmerzen ein nach der Beschaffenheit der Säfte und der Vapores. Für die Hemikranie wird ein Überschuß von schwarzer Galle in Kopf und Eingeweiden verantwortlich gemacht. Diese Idee von der schwarzen Galle, angeregt durch das begleitende Erbrechen, hat sich in verschiedenen Modifikationen bis in die Neuzeit hinein erhalten. Von den im Mittelalter entwickelten Vorstellungen soll wegen ihrer Ähnlichkeit mit ganz modernen Hypothesen (siehe unten Spitzer) die von Valescus von Taranta erwähnt werden, der den Sitz der Hemikranie in die Ventrikel des Gehirns verlegt.

Auf die Untersuchungen Claude Bernards über den Sympathicus und auf Beobachtungen an sich selbst gestützt, stellte Du Bois - Reymond 1860 die These auf, die Krankheit beruhe auf einer Reizung des Sympathicus — Hemicrania sympathico-tonica s. angiospastica; der Schmerz sei durch einen Gefäßkrampf bedingt. Dieser Reiztheorie stellte Möllendorf 1867 die Lähmungstheorie gegenüber; Hemicrania sympathico-paralytica. Eulenburg glaubte, daß beide Annahmen zu Recht beständen; es gäbe beide Formen. Allein die Erscheinungen, die zu diesen Hypothesen Veranlassung geben, das Verhalten der Gesichts- und Halsgefäße sowie der Pupillen, sind ganz inkonstant; sie können in einander übergehen und in den einzelnen Anfällen bei demselben Individuum ganz verschieden sein; ferner gibt es eine große Anzahl von Beobachtungen, in denen die Füllung der Gefäße sowie die Weite der Pupillen und Lidspalten ganz normal sind. Auch wäre es sehr merkwürdig, daß, falls die Sympathicus-Hypothese begründet wäre, bei ausgesprochenen primären oder sekundären Sympathicus-Syndromen (z. B. Morb. Basedowii) eigentliche Migräneerscheinungen nicht oder nur in vereinzelten Fällen auftreten. Liveing (5) sieht (1873) die Hemikranie als eine Art nervöser Entladung (nerve-storm) an, die eintreten müsse, wenn die Spannung, ähnlich wie bei der elektrischen Spannung, zu groß werde. Er sowohl wie Moebius bekämpfen energisch die vasomotorische Neurose von Du Bois - Reymond. Moebius glaubt, daß das Primäre in Veränderungen der Zellen der Großhirnrinde, in manchen Fällen des Stirnhirns, aber auch der übrigen Abschnitte des Großhirns liegen müsse; so könne man sich am ehesten die verschiedenen Auraerscheinungen und die ziemlich konstante Reihenfolge der Symptome erklären; die Zirkulationsstörungen seien das Sekundäre. Wenn Moebius, meines Erachtens mit Recht, die Annahme einer „Neursoe" bekämpft, so schwebt doch auch seine Theorie mangels anatomischer und physiologischer Stützen in der Luft; auch ist nicht recht einzusehen, weshalb die von ihm supponierten Rindenalterationen in den Intervallen gar keine Erscheinungen machen sollten. Von neueren Autoren neigen Edinger (a. a. O.) und Oppenheim (a. a. O.) vorwiegend wieder den rein vasomotorischen Vorstellungen zu, und zwar nimmt ersterer sowohl Hyperämie als durch Gefäßspasmen bedingte Anämie an, die sowohl auf die Gehirn- als auch auf die Duralgefäße und mittels dieser auf die in der harten Hirnhaut liegenden Nervenendigungen wirken, letzterer vorwiegend Gefäßkrämpfe, welche die passageren cerebralen Herderscheinungen am ehesten zu erklären geeignet seien. Auch Ulrich (39) kommt in einer eben erschienenen Arbeit zu dem Schluß, daß das ausschlaggebende Moment eine angeborene Minderwertigkeit des Gefäßnervensystems zu sein scheint. Für die Beziehungen des Leidens zum vasomotorischen Apparat zieht Oppenheim auch die von ihm in vielen Fällen nachgewiesene Druckempfindlichkeit des Ganglion supremum Sympathici heran. Was diese letztere Angabe betrifft, so habe ich seit einigen Jahren jeden Fall von Hemikranie daraufhin untersucht und mich ernstlich bemüht, das oberste Ganglion des Sympathicus abzutasten; es ist mir niemals, auch bei mageren Personen nicht, gelungen; ich halte es auch nach der Topographie dieser Gegend für ganz unmöglich. Wie ich sehe, ist auch Toby Cohn dieser Meinung. Er sagt in seinem bekannten Buche (9) S. 417: „Daß der nahe der Wirbelsäule hinter dem Gefäßbündel liegende N. sympathicus nicht palpierbar ist, bedarf wohl kaum der Erwähnung." Auch möchte ich bemerken, daß schon die vorsichtige Abtastung dieser Gegend bei ganz Gesunden oft recht schmerzhaft empfunden wird. Das wichtigste Argument, welches mir gegen die ausschließliche Heranziehung des Sympathicus bzw. des Vasomotorenapparates für die Pathogenese der Hemikranie zu sprechen scheint, ist der Umstand, daß wir gar nicht selten, abgesehen von dem schon erwähnten M. Basedowii, schwere Formen vasomotorischer Neurasthenie beobachten, bei denen wir den Symptomenkomplex der Migräne gänzlich vermissen. Die bei dieser Erkrankung auftretenden Kopfschmerzen haben einen ganz anderen Charakter (siehe im Abschnitt „Neurasthenischer Kopfschmerz"). Gefäßregulierende Einflüsse spielen, wie wir noch sehen werden, sicherlich bei dem Zustandekommen des Migräneanfalles eine Rolle, sie können aber die hemikranische Anlage nicht erklären. Ähnliches wäre von den verschiedenen Toxintheorien und der Annahme von Störungen der inneren Sekretion zu sagen: sie können lediglich als auslösende Momente in Betracht kommen. Flatau (40), dessen nach Fertigstellung dieser Arbeit erschienene Monographie „Die Migräne" nur in einigen wichtigeren Punkten berücksichtigt werden konnte, will die toxischen Theorien, namentlich die die atypische Gicht (Neuroarthritismus) betonenden, durch den Terminus des „pathologischen Neurometabolismus" ersetzen. Übrigens mißt dieser Autor ähnlich wie die französischen Autoren der Uricaemie eine für die Hemicranie ursächliche Bedeutung bei, die den Tatsachen schwerlich entsprechen dürfte. Die Anschauung, nach der unsere zu den exsudativen Diathesen (vgl. die Verhandlungen Krankheit des Kongresses für innere Medizin 1911) zu rechnen wäre, analog der Urticaria und dem Quinckeschen akuten umschriebenen Hautödem, muß meines Erachtens schon aus dem Grunde abgelehnt werden, weil dann die Migräneleidenden regelmäßig oder wenigstens häufig an diesen Anomalien leiden müßten; das ist aber keineswegs der Fall. Endlich hat man auch in unserer lecithinfrohen Zeit geglaubt (Schottin, Ref. Münchener med. Wochenschr. 1911, S. 1157 und Diskussion, S. 1211), eine Phosphorarmut der Rindenzentren als Ursache der Migräne ansehen zu müssen; der Kopfschmerz soll hier die Folge der gesteigerten Empfindlichkeit der sensorischen und sensibelen Rindenzentren sein. Die Unhaltbarkeit dieser Annahme wurde schon in der Diskussion (a. a. O.) betont. (Auf einige andere Theorien, wie die von Henschen, Peritz, A. Müller, Cornleius, wird im Abschnitte „Knötchen- oder Schwielenkopfschmerz" eingegangen werden.)

Es kann keinem Zweifel unterliegen: Man hat bis vor kurzem bei den pathogenetischen Erklärungsversuchen die Migränekonstitution von den den einzelnen Anfall hervorrufenden Momenten nicht scharf genug getrennt, und man hat ferner zuwenig Rücksicht genommen auf die durch bekannte anatomische Veränderungen bedingten Erkrankungen, die mit heftigen Kopfschmerzen und oft mit dem ganzen Symptomenkomplex der typischen kompletten Hemikranie einhergehen. Hier kommen in erster Linie alle die mit einer Steigerung des intrakraniellen Druckes verknüpften Hirnleiden in Betracht. Der erste, der sich auf diesen festen Boden gestellt hat, war A. Spitzer (1). Nach ihm ist der Migräneanfall „ein durch akuten und vorübergehenden Verschluß des Foramen Monroi und konsekutive Hirnschwellung hervorgerufener Symptomenkomplex, und die der andauernden Disposition zu dieser flüchtigen Verschließung zugrunde liegende relative Stenose jener Öffnung ist das Wesen der Migränekrankheit." Der vom Plexus choroideus lateralis in den Seitenventrikel abgesonderte Liquor kann nur durch das Foramen Monroi abfließen. Wird nun durch entzündliche Bindegewebswucherungen (leptomeningitische Veränderungen) der Rand des Foramen Monroi verdickt, rigid und die Öffnung dadurch verengt, entsteht außerdem, wie bei den Gelegenheitsursachen des Anfalles, eine aktive oder passive Hyperämie des Gehirns, und hiermit auch eine Hyperämie des Plexus choroid., so kommt es zu einer völligen Verlegung des Foramen Monroi, zu einer Stauung des Liquor in den Ventrikeln, weiter zu einer Schwellung der gesamten Hirnhemisphäre, die dann bei Andauer des Abfluhindernisses an die Dura und die Schädelkapsel angedrückt wird. So kann man sich die durch Reizung der verschiedenen Rindenabschnitte bedingten Aurasymptome (Flimmerskotom, Parästhesien, Aphasie) und dann nach Ablauf derselben den Eintritt des heftigen Kopfschmerzes infolge von Druck auf die Trigeminusendigungen in der harten Hirnhaut wohl erklären. Auch das Aufhören des Anfalles durch die schließliche Wiedereröffnung des For. Monroi infolge des andauernden intraventrikulären Überdruckes ist einigermaßen plausibel. Spitzer betont auch richtig, daß der Kopfschmerz sowohl beim Gehirntumor als auch bei der Migräne durch Druck auf die Dura bedingt ist, und daß die Unterschiede in der Ausbreitung des Schmerzes und der begleitenden Allgemeinsymptome auf die Verschiedenheit der Ausdehnung, Stärke und Dauer des Hirndruckes zurückzuführen sind. Er stellt es als möglich hin, daß vasomotorische Prozesse den auslösenden Reiz für den Migräneanfall darstellen. Von dem Erbrechen wissen wir, daß alle den Hirndruck steigernden Erkrankungen dasselbe hervorrufen können. Die Autoren, ebenso Spitzer, geben an, man wisse nicht, wie es zustande komme. Ich möchte annehmen, daß es bei diesen Affektionen ebenso wie bei der Hemikranie durch Reizung des die Dura der hinteren Schädelgrube innervierenden R. recurrens meningeus N. vagi und durch Fortleitung dieses Reizes auf den Vagus bzw. das Brechzentrum in der Med. oblongata hervorgerufen wird. Darauf deutet auch der Umstand hin, daß von intrakraniellen Krankheiten das Erbrechen am allerhäufigsten bei den Tumoren der hinteren Schädelgrube und den vorwiegend hier lokalisierten basalen Meningitiden zu beobachten ist. Dieser aus dem Vagus (s. oben, S. 2) entspringende Ast wird von den meisten Autoren nicht berücksichtigt. Bei den Geschwülsten und den Hirnhautentzündungen der hinteren Schädelgrube kommt der Vomitus sicher auch durch direkten Druck auf das Brechzentrum zustande.

Der schwächste Punkt der Spitzerschen Hypothese, auf deren Einzelheiten hier nicht näher eingegangen werden soll, ist, worauf A. Schüller (10) schon hinwies, die Voraussetzung leptomeningitischer Veränderungen im Bereiche des Foramen Monroi. Daß die Neigung zu entzündlichen Vorgängen im Ependym und an den Meningen in einzelnen Familien größer sein sollte als in anderen, wie Spitzer meint, davon ist nichts bekannt. Es ist dies nach unseren Kentnissen sogar höchst unwahrscheinlich. Über die so wichtige Frage der gleichartigen Erblichkeit geht Spitzer (a. a., O. S. 89) doch auffallend schnell hinweg, offenbar weil sie durch seine Theorie eine Erklärung nicht findet. Ferner wäre es doch sehr merkwürdig, daß sich die Residuen der supponierten meningitischen Veränderungen ausschließlich auf die Gegend des Foramen Monroi beschränken sollten. Nun wissen wir zwar, daß das kindliche Gehirn im ganzen mehr zu meningitischen und meningo-encephalitischen Prozessen neigt als das der Erwachsenen; aber diese sind doch auch nicht annähernd so häufig wie die Migräne; auch müßten wir in der Anamnese der Migränekranken doch öfters auf diese Erkrankungen stoßen. Das ist aber keineswegs der Fall. Auch die beiden Kardinaleigenschaften der Hemikranie, die gleichartige Heredität und den Beginn in der Kindheit oder in der Jugend, vermag Spitzers Theorie nicht zu erklären. Ich glaube, Spitzer hat sich, so geistreich auch seine Ausführungen sind, allzusehr auf die Kraft seiner Deduktionen verlassen; der Boden der Tatsachen ist ihm hierbei unter den Füßen entschwunden. Das kann auch nicht weiter Wunder nehmen bei einem Autor, der da meint (S. 129), „daß eine Theorie, welche durch eine erklärende Deduktion begründet ist, zu ihrer wissenschaftlichen Brauchbarkeit und Existenzberechtigung der Bestätigung nicht bedarf". Weit gefehlt! Gerade das wäre nun zu erforschen, ob sich die vorausgesetzten pathologisch-anatomischen Veränderungen bei interkurrent zugrunde gegangenen Migränekranken — weder im Anfalle noch im Intervall stirbt man an unkomplizierter Migräne — nun auch feststellen lassen. Der heuristische Wert der Spitzerschen Theorie ist meines Erachtens ausschließlich in der Heranziehung der intrakraniellen Drucksteigerung zur Erklärung der Pathogenese der Migräne zu suchen. H. Quincke (11) hatte schon früher die Ansicht ausgesprochen, daß manche schweren Migräneformen, welche mit Schwindel und Apathie einhergehen, auf einem akuten Ergusse in die Ventrikel beruhen könnten. Solche Beobachtungen bilden gleichsam den Übergang von der Migräne zur Epilepsie.

Vor 4½ Jahren sah ich einen 7 jährigen Knaben, der seit ½ Jahr an heftigen Kopfschmerzen mit häufigen Anfällen von Schwindel und Ohnmachten (Petit mal) litt. Eine akute Infektionskrankheit sollte nicht vorausgegangen sein. Da eine geringfügige Neuritis optica bestand und sich auch bei längerer Beobachtung kein Herdsymptom auffinden ließ, wurde auf meine Veranlassung eine Punktion des Seitenventrikels ausgeführt; es wurden zirka 40 ccm helle Flüssigkeit, die unter starkem Drucke standen, entleert. Alle Erscheinungen verschwanden; der Knabe ist seitdem völlig gesund geblieben.

Der Schädelinhalt kann zunehmen in seinen flüssigen Anteilen (Hydrocephalus extern. und internus, Meningitis in ihren verschiedenen Formen), oder in dem Gehirngewebe kann sich eine Geschwulst entwickeln; oder das Gehirngewebe kann an sich relativ zu mächtig werden (relative Hypertrophie, Megaloencephalie). In allen diesen Fällen entsteht ein Mißverhältnis zwischen Hirnvolumen und Schädelkapazität. Dasselbe ist, worauf Schüller (a. a. O) nachdrücklichst hinweist, der Fall bei der Kraniostenose, denjenigen Formanomalien des Schädels, welche einer Wachstumstörung durch prämature, zuweilen schon bei der Geburt vorhandene Synostose der Nähte ihre Entstehung verdanken. Hierzu gehört auch der Turmschädel, bei dem die frontal verlaufenden Nähte zu früh verknöchern, und einige Fälle von hochgradiger Dolichocephalie. Es ist nun von großem Interesse, daß Schüller (a. a. O.) berichtet, eine große

Anzahl dieser von ihm beobachteten Fälle hätten typische Migräneanfälle dargeboten. Diese Kranken hat Sch. auch röntgenologisch untersucht und bei ihnen eine außerordentlich starke Ausprägung der Impressiones digitatae und eine beträchtliche Verdünnung der Schädelwand festgestellt. Die gleichfalls symptomatischen Hemikranieanfälle bei Tabes und Paralyse sind vielleicht auf die von Reichardt (12) u. a. in den letzten Jahren genauer studierte „Hirnschwellung" zurückzuführen, einen Zustand, der gleichfalls ein Mißverhältnis zwischen dem Schädelinhalt und dem Schädelfassungsraum herbeiführt. Das Wesen dieser Hirnschwellung ist noch dunkel. Es sind wahrscheinlich autonome, besonders intensive krankhafte Hirnvorgänge, die zu dieser Vergrößerung des Hirnvolumens führen können. Außer bei einer Reihe von Hirnkrankheiten, Psychosen, Epilepsie usw., ist sie bis jetzt bei verschiedenen Infektionskrankheiten und bei einer Anzahl von rätselhaften ganz akuten Todesfällen mit Sicherheit nachgewiesen worden. Reichardt (a. a. O.) hat durch sorgfältige Wägungen festgestellt, daß eine Differenz zwischen Schädelinnenraum und Hirngewicht von etwa 10 % als mittlere, normale anzusehen ist. Geringere als diese Differenzen sind als pathologisch anzusehen; das Gehirn und seine Häute haben dann nicht genügend Spielraum für die zahlreichen Möglichkeiten, die einen stärkeren Blutzufluß zu ihnen herbeiführen. Es leuchtet ohne weiteres ein, daß die Lehre von dem Verhältnisse des Schädelfassungsraumes zu seinem jeweiligen Inhalt auf das engste in Verbindung stehen muß mit der Lehre vom Hirndruck. Sehr lehrreich ist nun die von Reichardt aus seinen zahlreichen Messungen eruierte Tatsache, daß die Größe des Schädelinnenraumes bei geistig völlig Gesunden sehr bedeutenden und sehr häufigen Schwankungen unterliegt, Schwankungen, die sich überdies als in weitgehendem Maße unabhängig erwiesen von Körpergröße, Körperanlage und Geschlecht. Ferner ist von Interesse, daß manche Gehirne zu der sogenannten „Hirnschwellung" mehr zu neigen scheinen als andere. Berücksichtigt man nun alle diese Momente, so liegt, wie Schüller (a. a. O., S. 11) sehr zutreffend und entsprechend den von mir schon seit Reichardts Arbeiten gehegten Anschauungen ausführt, vermutlich „ein ganz analoges Mißverhältnis auch der idiopathischen Migräne zugrunde, daß bei Individuen, welche an idiopathischer Migräne leiden, der

3*

Schädelinhalt zu groß oder die Schädelkapsel zu enge sei." Es ist meines Erachtens zutreffender, zu sagen, daß die hemikranische Anlage auf diesem Verhalten beruhe. Sch. weist auch mit Recht darauf hin, daß mit dieser Hypothese die gleichartige Heredität der Migräne vollkommen zu vereinbaren sei, da schon die tägliche Erfahrung zeige, daß sich Schädelformen und -größen vererben. Daß auch die Größe und Konfiguration des Gehirns eine Familieneigentümlichkeit ist, geht aus dem von Karplus gelieferten Nachweise hervor, daß sogar genau derselbe Windungstypus bei der Deszendenz oft wiederkehrt. Schüller hält es nun für wahrscheinlich, daß bei den typischen Fällen von idiopathischer Migräne die Kapazität des Schädels der Norm entspricht, daß aber der Inhalt, also das Hirngewicht zu groß ist. Ich glaube, daß zur Entscheidung dieser Frage noch zahlreiche systematische Untersuchungen nach dem Vorbilde der Reichardtschen an interkurrent zugrunde gegangenen Migränekranken erforderlich sind.

Aber noch einige weitere wichtige Kardinaleigenschaften der Hemikranie lassen sich ohne Zwang mit unserer Annahme erklären. So vor allem der bei weitem häufigste Beginn in der Jugend und das Zurücktreten des Leidens im Alter. Hyrtl (Anatomie des Menschen, S. 335) sagt: „Vom Eintritt der Geschlechtsreife angefangen ändert sich die Form des Schädels nicht mehr und bleibt, ein geringes Zunehmen in der Peripherie abgerechnet, stationär...... Im Greisenalter werden die Schädelknochen dünn und spröde, die Diploe schwindet, an einzelnen Stellen (Keilbeinfortsatz des Jochbeins, Lamina papyracea) entstehen durch Resorption der Knochenmasse Öffnungen". Es ist klar, daß, wenn die Dehnungsfähigkeit der Schädelknochen aufhört, in der Pubertät, sich das supponierte Mißverhältnis zwischen Schädelhohlraum und -inhalt geltend machen muß; ebenso daß, wenn der Knochen schwindet, seine Wirkung auf das Gehirn geringer werden oder ganz aufhören muß. Hierzu kommt noch, daß das jugendliche Gehirn, vielleicht wegen seines größeren Wassergehaltes, nach Reichardt besonders zu Hirnschwellungen disponiert ist, und daß das senile und präsenile oft einer allmählichen Atrophie unterworfen ist. Auch die Vermutung, daß das Gehirn der Migräneleidenden vielleicht in höherem Maße zu diesem noch unklaren Prozesse

„Hirnschwellung" neigt, liegt nicht sehr fern. Reichardt selbst scheint, soweit ich sehen kann, an diese Möglichkeit nicht gedacht zu haben.

Wie ist nun mit unserer Hypothese die Periodizität des Migräneanfalles zu erklären? Auch diese Frage läßt sich meines Erachtens nicht schwer beantworten. Zu diesem Behufe müssen wir uns die wichtigsten auslösenden Gelegenheitsursachen ins Gedächtnis zurückrufen: Gemütsbewegungen, geistige Überanstrengungen, Alkohol, sexuelle Exzesse und die Menses der Frauen. Alle diese Einflüsse wirken ausgesprochen hyperämieerzeugend, volumvermehrend auf das Gehirn. Das geht aus den wichtigen Arbeiten von E. Weber (13), der bekanntlich auch nachgewiesen hat, daß für die Hirngefäße sich zentralwärts von der Medulla oblong. ein den Hirngefäßen zukommendes Vasomotorenzentrum befinden müsse, zur Evidenz hervor. (Vgl. auch die Zusammenstellung bei A. Hirschfeld (14).) Es hat sich mir schon früher die Vermutung aufgedrängt, daß die sogenannte Periodizität der Hemikranie sich vielleicht auflösen möchte in der Mannigfaltigkeit jener vasomotorischen Einflüsse, vor denen kein Mensch sich behüten kann. In dieser Annahme wurde ich bestärkt, als ich von den mit verbesserten Methoden erzielten Untersuchungsresultaten E. Webers Kenntnis erhielt. Zudem muß jedermann zugeben, daß von einer regelmäßigen Periodizität, abgesehen von der menstruellen, keine Rede sein kann; daß man viel häufiger einen direkten ursächlichen Zusammenhang der Attacken mit den erwähnten, die Hirngefäße erweiternden und das Hirnvolumen vermehrenden, Einflüssen nachweisen kann, ebenso wie die Andauer dieser gar nicht selten auch längeres Bestehen der Migräne zur Folge hat (Status hemicranicus oder Hemicrania permanens). Es muß auch an die Möglichkeit gedacht werden, daß andere Gifte und vor allem, daß eine Anhäufung oder auch ein Mangel von Produkten der inneren Sekretion in derselben Weise auf das Gehirn wirken kann. So manche Untersuchungen der letzten Jahre, namentlich der Wiener Schule, deuten darauf hin. Nimmt aber das Hirnvolumen zu, so muß, wenn das oben skizzierte Mißverhältnis besteht, eine Steigerung des Hirndruckes mit seinen bekannten Symptomen zustande kommen.

Ich glaube, daß manche Eigentümlichkeiten der Hemikranie bei der Aufstellung von Theorien über ihre Pathogenese allzusehr betont wurden, namentlich die, wie schon erwähnt, keineswegs übermäßig häufige Halbseitigkeit. Aber auch sie läßt sich von unserem Standpunkt aus ganz gut begründen. Wir brauchen nur auf die bekanntlich gar nicht seltenen Asymmetrien des Schädels hinzuweisen, die selbstverständlich auch mit einer Vermehrung oder einer Verminderung des Hohlraumes nur einer Hälfte einhergehen müssen; ferner auf die Erfahrung Reichardts (a. a. O.), daß die „Hirnschwellung" auf eine Hemisphäre, ja auf Teile einer Hemisphäre beschränkt bleiben kann. Auch in dieser Richtung sind ausgedehnte exakte Untersuchungen noch dringend erforderlich. Auch das Auftreten von ausgesprochenen Sympathicussymptomen in manchen Fällen von Migräne kann uns nicht allzusehr befremden. Ich möchte sie gleichfalls als Wirkung des vorübergehend gesteigerten Hirndruckes auffassen und halte es nicht für ausgeschlossen, daß das von Karplus und Kreidl (15) im Zwischenhirne sicher nachgewiesene Sympathicuszentrum durch diese Druckvermehrung gereizt bzw. temporär gelähmt wird. Die einzelnen Erscheinungsformen der Migräne: Kopfschmerz allein oder mit Erbrechen oder mit diesem und den verschiedenen Aurasymptomen, lassen sich am ungezwungensten aus der individuell und wahrscheinlich auch an verschiedenen Partien der Schädelkapsel außerordentlich wechselnden Größe jenes Mißverhältnisses, sowie aus der temporär ungleichen Intensität der auslösenden Momente erklären. Ferner ist zu berücksichtigen, daß die Reizbarkeit oder vielleicht noch mehr die Erschöpfbarkeit des gesamten vasomotorischen Apparates, insbesondere der cerebralen Zentren, eine verschieden große sein kann bei den zur Hemikranie Disponierten und damit auch der hauptsächlichste Endeffekt dieser Zustände, d. i. die Volumzunahme des Gehirns, in weiten Grenzen schwanken wird. (Auf die Frage nach der Existenz eines eigenen Zentrums für die Vasodilatatoren kann hier nicht ausführlicher eingegangen werden.) Die Verminderung der Migräneanfalle im Alter ist außer auf die oben (S. 36) geltend gemachten Momente auch noch auf die Abnahme der Reizbarkeit der Gefäße infolge vermehrter Rigidität ihrer Wandungen zurückzuführen.

Endlich ist noch zu erwähnen, daß nach E. Weber die gegen den Hemikranieanfall wirksamsten Arzeneimittel, Natrium salicylicum, Antipyrin und Coffein, die Hirngefäße zur Kontraktion bringen und so das Hirnvolumen vermindern. Derselbe Autor konnte zeigen, daß die Analgetica überhaupt durch Kontraktion der Hirngefäße wirken (vgl. Hirschfeld a. a. O.), so auch das Morphium. Sehr bemerkenswert erscheint mir, daß das die Krankheit Migräne selbst so erheblich mildernde Bromnatrium nach Winkler denselben Effekt hervorrufen soll. Dieser Autor konstatierte ferner ebenso wie andere Forscher bei der lokalen Kälteapplikation auf den Kopf, die der großen Mehrzahl der Migränekranken so wohltut, Kontraktion der Gehirngefäße und Abnahme des Hirnvolumens, während Wärmeanwendungen den gegenteiligen Effekt hervorrufen.

Überblicken wir nun noch einmal alle bisher zur Pathogenese der Migräne aufgestellten Theorien, so müssen wir zu folgendem Schlusse gelangen: Der Symptomenkomplex Migräne läßt sich am ungezwungensten erklären, wenn wir annehmen, daß die hemikranische Anlage auf einem Mißverhältnisse zwischen Schädelinnenraum und Hirnvolumen beruht, und daß die Anfälle durch Gelegenheitsursachen hervorgerufen werden, die auf vasomotorischem Wege dieses Mißverhältnis noch zu steigern geeignet sind.

Jede neue Hypothese bringt neue Aufgaben mit sich und eröffnet neue Fragestellungen. Es wird nun durch ausgedehnte, methodische, nach dem Vorbilde von Reichardt vorzunehmende Untersuchungen an interkurrent zugrunde gegangenen Migränekranken festgestellt werden müssen, ob, in welcher Verbreitung und in welchen Abstufungen das mehrfach erwähnte Mißverhältnis sich tatsächlich vorfindet. Das Material für diese Forschungen ist bei der großen Verbreitung der Migräne nicht schwer zu beschaffen; es bedarf demnach nur des Interesses der Leiter größerer Krankenabteilungen und der pathologischen Anatomen. Erst dann, wenn die Tatsachen in großem Umfange zu einer Bestätigung der von uns gemachten Voraussetzungen geführt haben, wäre die Frage zu ventilieren, ob man bei den schwersten, gegenüber unseren bisherigen therapeutischen Bemühungen refraktären Fällen zu einer Druckentlastung des Gehirns durch Lumbal- oder Ventrikelpunktion oder durch eine dekompressive Trepanation schreiten soll.

(In seinem zusammenfassenden Erklärungsversuch zieht

Flatau (a. a. O.) alle wichtigeren, bisher aufgestellten Theorieen heran und mischt sie gleichsam durch einander. Ich kann nicht finden, daß die Frage nach dem eigentlichen Wesen der Krankheit, nach ihrer conditio sine qua non, hierdurch gefördert wird. Auch in der Pathogenese der Hemicranie können wir nur dann zu größerer Klarheit vordringen, wenn wir die hemicranische Anlage von den den Anfall provocierenden Gelegenheitsursachen scharf trennen).

2. Der neurasthenische (Ermüdungs-) Kopfschmerz.

Nach der Migräne ist am häufigsten der neurasthenische Kopfschmerz. Es ist dies ein höherer, pathologischer Grad des Kopfwehs, von dem jeder Gesunde nach Überanstrengungen, Ermüdungen, namentlich geistiger Art, vorübergehend befallen werden kann. Er ist eine Teilerscheinung der allgemeinen konstitutionellen und erworbenen Neurasthenie, bildet aber nicht selten jahrelang die einzige erhebliche Klage der Kranken.

Symptomatologie. In der großen Mehrzahl der Fälle besteht hier kein eigentlicher Schmerz, sondern ein Kopfdruck, Eingenommensein und Schwere des Kopfes. Man muß bei den Patienten, die auch hier über Kopfschmerz klagen, öfters länger nachforschen, ehe man das Zugeständnis erhält, daß es sich bei ihnen um eine der erwähnten recht quälenden, namentlich die Arbeitslust vermindernden Empfindungen handelt. Der Druck wird am häufigsten in oder besser hinter der ganzen Stirne, nach abwärts sich in die Augen und bis in die Nasenwurzel erstreckend, empfunden, etwas seltener in der Schläfe. Die Kranken haben dann oft die Empfindung, als ob ein Brett fest vor die Stirne gebunden sei. Die Drucksensation auf dem Scheitel und im Bereiche des Hinterhauptes wird im ganzen weniger angegeben. Das Gefühl des Eingenommenseins erstreckt sich aber auch band- oder reifenförmig von der Stirne über die Schläfen hinweg nach dem Hinterhaupte, wie wenn ein Gummiband um diese Partie zusammengezogen würde. Die mit dieser peinigenden Empfindung Behafteten haben meistens das Bedürfnis, den Hutrand zu lüften und recht locker aufzusetzen. Die Eingenommenheit kann sich auch über den ganzen Kopf erstrecken; es entsteht dann das Gefühl, als ob der Schädel in einen Schraubstock eingepreßt, oder als ob er innen mit Blei ausgegossen sei (casque neurasthénique Charcots). Nicht so selten hört man auch Schilderungen von Leer- und Hohlsein, Gefühlen von Dumpfheit oder „als ob das Gehirn herausfallen wollte" und ähnliches. Recht häufig werden auch Gefühle von unangenehmer Hitze, seltener von Kälte, von Klopfen, Schwirren oder Dröhnen im Kopf angegeben.

Wenn nun auch von diesen Sensationen die Neurasthenischen bei weitem am meisten geplagt werden, so sind sie doch keineswegs frei von eigentlichen Schmerzen; nur sind die letzteren meist nicht so heftig und anhaltend wie bei anderen Kopfschmerzformen; sie können aber, wenigstens vorübergehend, ganz besonders nach heftigen Gemütsbewegungen oder im gesteigerten Erwartungsaffekt, auch eine ganz beträchtliche Intensität erreichen. Die schmerzhafte Empfindung erstreckt sich dann meistens auf den Vorderkopf und hat einen bohrenden, nagenden Charakter; auch das Gefühl, als ob der Schädel auseinandergesprengt werden sollte, kann sich hinzugesellen, zuweilen mit sehr unangenehmem Hitzegefühl, welches auch das ganze Gesicht und die Ohren einnehmen kann. Man bemerkt dann auch öfters eine beträchtliche hell- oder dunkelrote Verfärbung dieser Teile. Die Schmerzen können aber auch einen ausgesprochen neuralgiformen Charakter annehmen, ohne daß sie den Bahnen bestimmter Nerven folgten; es handelt sich dann gewöhnlich um durchfahrende Stiche, die bald da, bald dort durch den Kopf hindurchgehen, auch an der Oberfläche des Kopfes auftreten können. In diesen Fällen kann man oft auch eine gewisse Hyperästhesie der Kopfhaut konstatieren.

Nur von wenigen Neurasthenikern wird über Parästhesien am Kopfe, namentlich in der Stirne oder Schläfe, über Gefühle von Kribbeln, Taubsein, Ameisenlaufen geklagt, die zuweilen auch auf das übrige Gesicht übergehen können. — Weder mit dem Kopfdrucke noch mit den geschilderten schmerzhaften Empfindungen, auch in den höchsten Graden, ist Übelkeit oder Erbrechen verknüpft.

Die weitaus überwiegende Mehrzahl der Neurastheniker wird von derartigen Kopfbeschwerden heimgesucht; die an der cerebralen Form leidenden ausnahmslos. Gerade für sie ist der Kopfdruck charakteristisch. Seine Intensität kann bei demselben

Individuum großen zeitlichen Schwankungen unterliegen, noch größeren bei den verschiedenen Kranken; alle möglichen Abstufungen finden sich. Oft muß bei Steigerung der einschnürenden Empfindung jede geistige Arbeit unterbrochen werden. Auch ihre Dauer ist sehr verschieden. In den schwereren Formen der Neurasthenie besteht das Symptom des Kopfdruckes Monate und Jahre lang; die Patienten wissen sich gar nicht mehr zu erinnern, daß ihr Kopf „frei" gewesen sei. Sie wachen meistens schon mit ihrem Druckgefühl auf. Zuweilen wird es bei Ablenkungen etwas schwächer. In leichteren Fällen stellen sich diese Beschwerden nur nach bestimmten Veranlassungen für Tage, auch nur für Stunden ein. Dann haben wir fließende Übergänge zu dem gleichsam normalen Ermüdungskopfschmerze der Gesunden vor uns. Von periodischem Auftreten oder einem solchen in Anfällen, wie beim Migränekopfschmerz, kann bei dieser Cephalalgie keine Rede sein.

Da sich die Neurasthenie oft mit der Hypochondrie verknüpft, oder vielmehr viele neurasthenische Beschwerden hypochondrisch verarbeitet werden, so kann diese nosophobische Neigung sich auch auf den Kopfdruck erstrecken. Oft hört man die Befürchtung, es könne doch ein tieferes Hirnleiden vorliegen oder in der Entwickelung begriffen sein, namentlich Gehirnerweichung. Die krankhafte Neigung zur Selbstbeobachtung wird oft genug auch durch pseudopopuläre Schriften genährt und steigert die Beschwerden nicht selten ins Ungemessene.

Differentialdiagnose. Von dem hemikranischen Kopfschmerz ist der neurasthenische bei einer einigermaßen genauen Anamnese und Untersuchung immer leicht zu unterscheiden. Bei der Migräne kommt es überhaupt nicht vor, daß es sich um einen bloßen Druck handelt. Das absolute Fehlen von Übelkeit oder Erbrechen, ganz zu schweigen von den übrigen Aurasymptomen, der Mangel der Periodizität, der keineswegs auf die Jugend beschränkte, sondern in jedes Lebensalter fallende Beginn sind entscheidende Trennungsmerkmale. Auch die bei der Hemikranie fast ausnahmslos nachzuweisende gleichartige Heredität fehlt sehr oft, sofern in der Aszendenz nicht auch ausgesprochene Neurasthenie geherrscht hat. In der Kindheit und Jugend können schon eher diagnostische Zweifel entstehen, da, wie schon erwähnt, in diesen Altersstufen die Migräneanfälle oft noch nicht völlig ausgebildet sind. Aber auch hier wird der Charakter des Schmerzes und der anamnestische Nachweis irgendeiner Form der Dauerermüdung, besonders Überanstrengung der Augen, nicht selten auch der sonstiger subjektiver oder objektiver Symptome der Neurasthenie zur Diagnose führen; in manchen Fällen kann allerdings nur der Verlauf die Entscheidung bringen. Häufiges Auftreten von Schwindelgefühl zur Zeit des Kopfschmerzes und ohne diesen spricht mehr für neurasthenischen Kopfschmerz, ebenso ausgesprochene hypochondrische Ideen. Man darf nie vergessen, daß die Migräne auf dem Boden der Nervenschwäche erwachsen, und daß sich ganz besonders oft an gehäufte Hemikranieanfälle Neurasthenie anschließen kann. Die „interparoxysamalen Erscheinungen" Flatau's (l. c.) gehören ausnahmslos dem Krankheitsbilde der Neurasthenie an und sind nichts der Migräne Eigentümliches. Dann haben wir die nicht seltene Kombination von beiden Kopfschmerzformen vor uns, die eine sorgfältige Anamnese aber immer unschwer erkennen lassen wird. Auch geben die Kranken nicht selten selbst an, daß der neue Kopfschmerz von dem seit der Jugend bestehenden ganz verschieden sei. Eine Druckempfindlichkeit der Austrittsstellen der Nn. supraorbital. und infraorbital. sowie der ganzen Orbitalränder kommt bei manchen hyperalgetischen Neurasthenikern vor; aber der Beginn und Verlauf einer typischen Neuralgie dieser Nerven sowie die Beschränkung der oft recht heftigen Schmerzen auf das Ausbreitungsgebiet derselben sollten eine Verwechslung mit dem Kopfschmerze der Neurastheniker nicht zustande kommen lassen.

Die Prognose dieser Art des Kopfschmerzes entspricht der der Neurasthenie und ihren verschiedenen klinischen Verlaufsarten. Am hartnäckigsten ist er sicher bei dem cerebralen Typus dieser Krankheit; hier muß öfters die Lebensweise völlig umgeändert werden, wenn die quälende Störung weichen soll. Sonst schwankt er in seiner Intensität und Andauer ebenso wie die meisten anderen Erscheinungen der Nervenschwäche. Ein regelmäßiges Zurücktreten zur Zeit der Menopause bzw. zu Beginn des 6. Lebensdezenniums ist bei dem neurasthenischen Kopfschmerze nicht zu beobachten. Im Gegenteil kann er sich in dieser Altersstufe oft noch erheblich steigern. Auch ist der Übergang in den arteriosklerotischen (s. unten) Kopfschmerz nach meinen Beobachtungen kein seltenes Vorkommnis. Wegen der nicht geringen Ähnlichkeit beider Formen muß man sich auch vor einem diagnostischen Irrtum hüten.

Therapie. Es kann hier nicht unsere Aufgabe sein, das ganze Arsenal der therapeutischen Aufgaben zu schildern, das bei der Neurasthenie zur Anwendung gelangt. Nur die wichtigsten Maßnahmen sollen hier kurz skizziert und einige Gesichtspunkte namentlich betont werden, welche nach meiner Erfahrung oft nicht genügend berücksichtigt werden. Einiges wurde schon bei der Behandlung der Migräne gesagt (s. oben). Das Beste, was wir leisten könnten, wäre auch hier, wie bei so vielen anderen Krankheiten, die Verhütung. Leider sind wir gegen eine der hauptsächlichsten Ursachen der Nervenschwäche, die Erblichkeit, so gut wie machtlos. Immerhin ist es eine Pflicht des humanen Arztes, konstitutionell neuropathische Personen auf die Wichtigkeit dieses Momentes für die Nachkommenschaft hinzuweisen. Hie und da wird die Belehrung doch zur erfolgreichen Warnung dienen. Taktvolle Aufklärung von Mund zu Mund bedeutet hier alles. Die diätetische Behandlung hat vor allem die verkehrten Lebensgewohnheiten zu bekämpfen, vor allem die Hast und Hetze des modernen Lebens, die Unrast des Daseins, soweit die dira necessitas vitae dies gestattet. Hierzu ist natürlich eine Vertiefung in die gesamte Lebensweise des Kranken erforderlich. Man scheue sich nicht, mit Konsequenz und Energie, aber auch mit dem richtigen Takte, die Verkehrtheiten aufzudecken und die Gefährlichkeit derselben für die Gesundheit klar zu machen. Die häufigsten derselben sind der übermäßige und gedankenlose Genuß von Alkohol und Tabak. Wo man zu dem Resultate gelangt, daß dieser die alleinige oder vorwiegende Ursache der Nervenschwäche ist, da verbiete man sofort jeden Tropfen irgendwelchen geistigen Getränkes bzw. jegliche Art des Tabakgenusses und sehe zunächst von jeder anderen Verordnung ab. Alles Verhandeln in quantitativer Beziehung ist hier vom Übel. Sind jedoch die agents provocateurs der Krankheit anderswo zu suchen, so kann man diese Genüsse in ganz mäßigem Grade (etwa $^1/_4$ Liter Bier abends, 1—2 Zigarren) gestatten. Sexuelle Ausschweifungen, namentlich die Onanie, sind mit Strenge zu verbieten, aber so, daß keine Beunruhigung, die in vielen Fällen schon ohnedies über diesen Punkt herrscht,

entsteht; man soll hierbei immer die Versicherung hinzufügen,
daß bei Aufgeben des Lasters mit Sicherheit ernstereErkrankungen
auszuschließen seien. Auch bei Verheirateten versäume man nie,
auf die Häufigkeit des geschlechtlichen Verkehrs, auch auf etwaige
Abnormitäten desselben, insbesondere den so schädlichen Coitus
interruptus, einzugehen. Ich hatte wiederholt schwere Formen
der Neurasthenie in Beobachtung, die monatelang mit allen
möglichen Mitteln, auch in Sanatorien, behandelt worden waren,
ohne daß die wichtigste Ursache, in diesen Fällen der viel zu
häufige eheliche Verkehr, eruiert und verboten worden war. Man
bekommt in dieser Beziehung oft ganz seltsame Anschauungen
über das zulässige Maß zu hören, auch von nichts weniger als
herkulischen Leuten. Auch bei Frauen scheue man sich nicht,
wenn man im geringsten Verdacht schöpfen muß, auf diesen
delikaten Punkt näher einzugehen. — Die schwersten Formen
des neurasthenischen Kopfschmerzes, der Nervenerschöpfung
überhaupt, sieht man bei den kinderreichen, abgearbeiteten,
früh aufgebrauchten Arbeiterfrauen. Hier ist die Kon-
zeptionsverhinderung die wichtigste Indikation, ohne deren
Erfüllung alle weitere Behandlung die reine Sisyphusarbeit darstellt.

Auf die Regelung der täglichen Arbeit, vor allem auf
die Einschiebung einer mehrstündigen Ruhezeit, ist großes Gewicht zu legen. Besteht die sogenannte englische Geschäftszeit,
die ich nach meinen Erfahrungen keineswegs bedingungslos für
Neurasthenische empfehlen möchte, dann muß von ärztlicher
Seite eine mindestens einstündige Pause verlangt werden, während
welcher in Ruhe eine kleine nahrhafte Mahlzeit eingenommen
werden kann. Es ist überhaupt nicht eindringlich genug darauf
hinzuweisen, wie wichtig Regelmäßigkeit und Ruhe bei
den Mahlzeiten ist, und daß zur Nervenschwäche Neigende
mindestens alle 2—3 Stunden kleine Mengen Nahrung (1 Bröt-
chen, ein Stück Butterbrot, 1 Tasse Milch, 3—4 Cakes und
ähnliches) zu sich nehmen sollen. Von nicht geringer Bedeutung
ist die Herbeiführung eines genügenden Schlafes bei dieser
„Dauerermüdungskrankheit“. Neurasthenische bedürfen eines
Schlafes von mindestens 8—9 Stunden. Nach meinen Feststellungen hat die Schlaflosigkeit bzw. der Schlafmangel in den
Großstädten eine enorme und, wie mir scheint, noch wachsende

Verbreitung gewonnen. Auf die spezielle Behandlung dieses außerordentlich häufig zur Neurasthenie führenden Übels kann hier nicht eingegangen werden.

Für die lokale Behandlung des neurasthenischen Kopfschmerzes sind von physikalischen Maßnahmen vor allem kalte Kompressen, die fast immer wohltun, in hartnäckigen Fällen die Leiterschen oder ähnliche Kühlapparate zu empfehlen. Auch das Bestreichen mit dem Migränestift oder einer 5—10 proz. Mentholsalbe lindert zeitweilig die Druckempfindung. — Die Elektrotherapie kann hier zweifellos Nutzen stiften. Zwei Methoden, ausschließlich galvanische, kommen in Frage: 1. Die Längsdurchströmung des Kopfes, bei der man eine von den gewöhnlichen Nackenelektroden als Kathode benützt und mit einer großen, etwa 6—8 cm breiten und 12—15 cm langen rechteckigen leicht biegsamen und fest anliegenden Anode die ganze Stirne bedeckt. Stromstärke 0,5—1,5 Milliampère, Dauer 10 Minuten; tägliche bis zweitägliche Sitzungen, 3—4 Wochen hindurch. 2. Die sogenannte Galvanisation am Halse: Nackenelektrode als Anode, biegsame kleine Doppelelektroden an beiden Unterkieferwinkeln als Kathode. Stromstärke 1—2 Milliampère, Dauer 10 Minuten; Sitzungen wie bei 1. Ob diese elektrische Behandlung auf suggestivem Wege wirkt oder durch Beeinflussung der Zirkulation (durch Wirkung auf den Vagus oder das Vasomotorenzentrum in der Oblongata) läßt sich nicht entscheiden; sie ist aber sicher in manchen Fällen von Erfolg. — Von hydrotherapeutischen Prozeduren mildern tägliche heiße Fußbäder (von 30—35° R im Lauf einer Woche ansteigend, von 10 Minuten Dauer und gefolgt von einer durch eine andere Person vorzunehmenden energischen Frottierung der Füße und Unterschenkel, welche letzteren auch bis zum Knie im Wasser stehen müssen) den Kopfdruck oft in wünschenswerter Weise.

In der arzeneilichen Therapie steht wie bei der Migräne das Brom obenan, welches auch auf viele andere neurasthenische Symptome sehr günstig wirkt. Man kommt hier jedoch mit kleineren Dosen (2—3 g pro die) aus, die aber auch wenigstens 3—4 Wochen hindurch ganz regelmäßig genommen werden müssen. Die eigentlichen Analgetica kann man meistens entbehren; man greife zu ihnen nur bei den seltenen, meist nur nach besonderen Anlässen auftretenden, wirklich schmerzhaften

Exazerbationen. Man kommt mit den bei der Behandlung des hemikranischen Anfalles angegebenen stets aus.

Daß ein Luftwechsel gerade bei den mit neurasthenischen Kopfschmerzen Behafteten oft sehr gut wirkt, ist bekannt. Sowohl die frischere Luft — Mittel- und Hochgebirge, für manche Patienten die See — als auch die Entfernung aus dem Berufe sind hier die heilsamen Faktoren. Man bemesse diesen Aufenthalt aber nicht zu kurz, nicht unter 4 Wochen. Ich habe mich von der Nützlichkeit häufigerer, kurzer Erholungspausen der Neurastheniker nicht überzeugen können. Auch a priori ist sie mir recht zweifelhaft, da die beim Fortgehen und der Rückkehr zu bewältigende Mehrarbeit für den im Berufe Stehenden den Nutzen der kurzen Ausspannung wieder illusorisch machen müssen.

Für die schweren hartnäckigen Formen der Neurasthenie bzw. des neurasthenischen Kopfdruckes ist das zeitweilige Herausnehmen aus dem Beruf und Anstaltsbehandlung erforderlich. Während der wärmeren Jahreszeit sei man immer auf ein im Gebirge (Mittel- bis Hochgebirge) liegendes Sanatorium bedacht. Ich kann hier nicht umhin, auf einige dringende Mißstände hinzuweisen, die noch immer auch in den besten Sanatorien für die Wohlsituierten quasi als traditioneller Ballast mitgeschleppt werden. Vor allem gehört hierher das übliche Übermaß der therapeutischen Maßnahmen, namentlich was die Wasseranwendungen anbelangt. Selbstverständlich muß eine bestimmt festgesetzte Zeiteinteilung innegehalten werden; aber in diesem Tageszettel wird nach meiner Beobachtung noch viel zuwenig die Notwendigkeit der Ruhe, des allerwichtigsten Heilmittels für die Erschöpften, betont. Die Freiluft-Liegekur, verbunden mit einer der Individualität angepaßten Überernährung, muß in noch viel höherem Maße das Zentrum aller Sanatoriumsbehandlung bilden, als es jetzt zumeist der Fall ist. Für manche der schwersten Formen von Nervenschwäche sollte auch die Möglichkeit der Durchführung dieser Kur in abgetrennten Kojen gegeben sein, wenigstens für den Anfang des Aufenthalts. Das Prinzip der Absonderung müßte nach meinem Dafürhalten überhaupt mehr durchgeführt werden, auch bei den Mahlzeiten, wo das Zusammenessen mit einer großen Zahl tellerklappernder und sich lebhaft unterhaltender Menschen sicher für einen großen Teil unserer Neurastheniker vom Übel ist. Primum non nocere! — Ferner müßte mehr Wert auf die Erziehung zu einer nervenhygienischen Lebensweise, auch für die Zeit der Wiederaufnahme des Berufes gelegt werden.

Für die Angehörigen der weniger bemittelten Klassen, namentlich die Mitglieder der Krankenkassen, die wegen der Schwere ihrer Neurasthenie für erwerbsunfähig erklärt werden müssen, kommen, wie ich wiederholt betont habe (7 und 16), in allererster Linie die von v. Ziemssen so bezeichneten Sanatorien für die Chronischkranken und Rekonvaleszenten in ländlicher Lage, mit allen hygienischen Bedingungen, mit Liegehallen und Garten sowie mit allen Einrichtungen für die physikalische Therapie in Betracht. Diese Sanatorien müssen Filialen der allgemeinen städtischen Krankenhäuser sein oder von den Landesversicherungsanstalten errichtet werden. Mit der Gründung solcher Anstalten müßte viel schneller vorgegangen werden.

Theorie des neurasthenischen Kopfschmerzes. — Pathogenese. Fassen wir die Neurasthenie, wenigstens die erworbene Form, als eine Dauerermüdung oder als eine Erschöpfung infolge mannigfacher erschöpfender Einflüsse, zu denen auch die Infektionskrankheiten gehören, auf, so liegt es nahe anzunehmen, daß die durch diese ursächlichen Momente im Körper erzeugten Giftstoffe, die Toxine, einschließlich der Ermüdungsstoffe, der Kenotoxine (Weichardt), die Duralnerven in erheblichem Maße und auch für längere Zeit zu schädigen imstande sind. Daß dies vorübergehend sicher der Fall ist, beweist der oft wütende Kopfschmerz bei allen möglichen infektiösen Erkrankungen; daß wir hier eine Wirkung nicht allein des begleitenden Fiebers, sondern vielleicht in höherem Grade der im Blute kreisenden Gifte vor uns haben, wie bei den übrigen Symptomen, das wird jetzt ja allgemein angenommen. Daß andere bekannte toxische Stoffe die Nervenendigungen in der Dura reizen bzw. schädigen können, ist ja bekannt genug. Es braucht nur an den übermäßigen Alkohol- und Nikotingenuß erinnert zu werden. Ob von französischen Autoren vermutete, im Magendarmapparat entstehende Gifte bei der Neurasthenie eine Rolle spielen, ist sehr zweifelhaft. Woran es liegt, daß der eine diesen Agenzien eher unterliegt als der andere, läßt sich schwer sagen;

auch hier kommen wir vorläufig um die kongenitale Anlage, die Disposition, die ja überaus häufig vererbt wird, nicht herum. Vielleicht besteht die letztere hauptsächlich in einer originären gesteigerten Erregbarkeit der Zellen der Körperfühlsphäre.

Ich möchte aber annehmen, daß der neurasthenische Kopfdruck noch häufiger auf vasomotorischem Wege zustande kommt. Schon Runge (17), der den Kopfdruck zuerst genauer beschrieben hat, scheint einer solchen Pathogenese am ehesten zuzuneigen. Er macht auf die Häufigkeit von erweiterten Temporalarterien bei seinen Patienten aufmerksam. Und in der Tat kann man bei Neurasthenikern bereits im 3. und 4. Lebensdezennium häufig eine auffallende Schlängelung und besonders deutliches Hervortreten der Schläfenschlagadern konstatieren. Aber auch abgesehen von diesen oft ohne weiteres sichtbaren Alterationen ist die große Labilität des vasomotorischen Apparates überhaupt bei unseren Kranken ja außerordentlich häufig. Sowohl die vasomotorischen Zentren im Gehirn als auch die untergeordneten gefäßregulierenden Apparate im Rückenmarke, im Sympathicus und diejenigen in den Gefäßwänden selbst befinden sich im Zustande der „reizbaren Schwäche", d. h. die Erregbarkeit der Gefäßnerven ist eine dem Gesunden gegenüber gesteigerte, sie erschöpft sich aber auch um so schneller. Es braucht nur an das rasche und übermäßige Erröten und Erblassen auf geringfügige Veranlassungen hin, an den hochgradigen Dermographismus, an die Schwankungen der Pulsfrequenz usw. erinnert zu werden. Kaum je wird bei einem Neurastheniker eines dieser Symptome vermißt. Es liegt deshalb die Annahme nicht fern, daß auch die Gefäße der Duralnerven, die vasa nervorum, diesen Schwankungen unterliegen, die schließlich zu einer Herabsetzung der Widerstandsfähigkeit und Elastizität der Gefäßwand und hiermit zu einer Erweiterung des Gefäßlumens führen müssen. Die letztere wiederum wird eine teils aktive Hyperämie in den Arterien, teils eine Stauungshyperämie in den Venen der harten Hirnhaut (wahrscheinlich auch des Gehirnes selbst) und damit einen größeren Druck auf die Nervenendigungen zur Folge haben. Diese Drucksteigerung hält sich natürlich in mäßigen Grenzen und ist mit der bei Hirntumoren, auch bei der Hemikranie, nicht zu vergleichen. Dem entspricht auch im allgemeinen die Intensität des bei diesen Affektionen auftretenden Kopfschmerzes. In späteren Stadien dieser Gefäßwandveränderungen wird es dann zu Verdickungen, namentlich der Media (Arteriosklerose) kommen, und hiermit zu einer Anämie der betreffenden Gefäßbezirke. Auf die Bedeutung der neurovaskulären Erscheinungen für das Zustandekommen einer frühen Arteriosklerose, auch am Herzen, hat namentlich Oppenheim in den letzten Jahren mit Recht nachdrücklich hingewiesen, und jeder Neurologe, der seine Klientel einen längeren Zeitraum hindurch zu beobachten Gelegenheit hat, wird ihm beistimmen. Daß diese Veränderungen auch an den Gefäßen des Gehirns und seiner Häute sich allmählich etablieren können, ist gleichfalls mit großer Wahrscheinlichkeit anzunehmen. Klinisch kommt dies dann dadurch zum Ausdruck, daß der neurasthenische Kopfdruck in den meist andauernden arteriosklerotischen Kopfschmerz übergeht, den dann gewöhnlich noch andere auf beginnende Arteriosklerose des Gehirns hindeutende Symptome begleiten.

Diese mir für den neurasthenischen Kopfschmerz in einer großen Zahl von Beobachtungen plausibelste Pathogenese wird noch einleuchtender durch den Umstand, daß wir gar nicht selten Fälle sehen, in denen der vasomotorische Einfluß sich jedem Beobachter beim ersten Blick durch das ungewöhnlich blaurot verfärbte Gesicht sowie durch die Innervationsschwäche der Blutgefäße der Haut aufdrängt. Man hat diese Form auch direkt als „vasomotorischen" oder „vasoparalytischen" Kopfschmerz bezeichnet. Ich kann in ihm nur einen höheren Grad des neurasthenischen Kopfschmerzes erblicken, weil man in diesen Fällen fast ausnahmslos hochgradige Überanstrengungen, namentlich auf geistigem Gebiete, als ursächlichen Faktor nachweisen und außerdem eine ganze Reihe anderer typisch neurasthenischer Symptome feststellen kann. Als ein klassisches Beispiel sei folgender, gerade jetzt in meiner Behandlung befindlicher Fall mitgeteilt.

18 jährige Seminaristin. Seit ½ Jahre befindet sie sich in einer Präparandenanstalt, die für den Lehrerinnenberuf vorbereitet. Sie hat sich geistig sehr anstrengen müssen, hatte auch keine richtigen Ferien. Seit ungefähr 2 Monaten leidet sie an andauernden heftigen Kopfschmerzen, besonders in der Stirne und auf dem Scheitel. Bald handelt es sich um einen quälenden Druck, bald um wirklichen bohrenden Schmerz. Er ist permanent, nimmt gegen Abend oft zu und läßt häufig auch in der Nacht nicht nach. Keine Übelkeit, kein Erbrechen. Steigerung bei der geringsten geistigen Beschäftigung. Die Zeit der Menses ist geradezu unerträglich. Schlaf sehr

mangelhaft und wenig tief. Früher nie Kopfschmerzen. Keine Heredität, auch keine Kopfschmerzen in der Familie. Keine besondere Krankheit vorangegangen. Keine Verstopfung, keine besondere Anämie. Objektiv: Gesicht und Ohren blaurot gefärbt, ausgesprochener Dermographismus an den Hautgefäßen, Pulsfrequenz ca. 100, schwankt bei den geringsten Bewegungen und zeigt den charakteristisch nervösen Rhythmuswechsel. Hochgradige Steigerung der Patellarreflexe. Tremor manuum; starkes Zittern der geschlossenen Augenlider und der herausgestreckten Zunge. Augenhintergrund normal. Urin frei von Eiweiß und Zucker. Nach dreimonatlicher völliger Ausspannung, während welcher eine regelrechte Brom- und Luftliege-Kur durchgeführt wurde, erhebliche Besserung, Pat. geht mit dem von mir lebhaft unterstützten Plan um, das Studium aufzugeben.

Man nimmt zur Zeit noch allgemein an, daß bei der Neurasthenie Gewebsveränderungen weder in den nervösen Zentralorganen noch in den peripheren Nerven nachzuweisen seien. Man hat aber kaum je mit systematischer Beharrlichkeit danach gesucht; man beruhigt sich mit der Annahme von molekulären, nicht faßbaren Alterationen. Es gibt aber Fälle von Neurasthenie, die jahrelang denselben schweren Symptomenkomplex in fast ausschließlicher Reinheit zeigen — ich denke namentlich an manche Formen von Cerebrasthenie und Myelasthenie — und die deshalb die Vermutung nahelegen, daß vielleicht doch mit den in den letzten Jahren auch für die peripheren Nerven überaus verfeinerten histopathologischen Methoden Veränderungen in den entsprechenden zentralen Zellkomplexen aufzufinden sein möchten. Sollte es nicht vielleicht möglich sein, solche feineren Läsionen auch in den Duralnerven nachzuweisen, die jahrelang bei der Cerebrasthenie (und der Hemikranie) den geschilderten Einflüssen unterliegen?

Dem Erklärungsversuche Binswangers (18), der den neurasthenischen Kopfdruck hauptsächlich muskulären Ermüdungsempfindungen der bei der Denkarbeit angespannten Muskeln zurückführen will, kann ich nicht zustimmen, weil der Druck von urteilsfähigen Patienten mit aller Bestimmtheit in das Innere des Schädels verlegt wird.

Auf einige andere Anschauungen über das Zustandekommen des neurasthenischen Kopfschmerzes (Peritz, Cornelius, A. Müller) soll im nächsten Abschnitt eingegangen werden.

4*

3. Der Schwielen- oder Knötchen- (rheumatische) Kopfschmerz.

Diese Form des Kopfschmerzes wird bei uns in Deutschland immer noch zu wenig gekannt und gewürdigt, auch von Autoren, die speziell über den Kopfschmerz geschrieben haben (vgl. Moebius, a. a. O., Windscheid (19)). Flatau (l. e.) hält gleichfalls den rheumatischen Kopfschmerz für selten. Auch wird sie sowohl bei uns als im Auslande mit der Migräne und dem neurasthenischen Kopfschmerz zusammengeworfen; dieser Irrtum führt dann zu recht unliebsamen therapeutischen Konsequenzen. Aus diesen Gründen halte ich es für angezeigt, die Besprechung dieser Kopfschmerzform etwas ausführlicher zu gestalten.

Symptomatologie. Die Mehrzahl der Kranken sind Frauen im mittleren und höheren Alter, welche fast stets in der Jugend und Kindheit frei von irgendwelchen erheblicheren Kopfschmerzen waren und auch, wenn sie gebildet und intelligent waren, fast ausnahmslos jegliche Heredität bestimmt in Abrede stellten. Die meisten hatten, als sie in unsere Behandlung traten, schon seit längerer Zeit, einige seit mehr als 10 Jahren, ihre Beschwerden und waren auch schon von einer großen Zahl von Ärzten mit Elektrizität, Hydrotherapie, Mast- und Badekuren usw. erfolglos behandelt worden. Bei Exazerbationen des Schmerzes bedienen sich die Patienten der allgemein üblichen Antineuralgica meist mit gutem, wenn auch vorübergehendem Erfolge. Fast zu keiner Zeit des Leidens besteht völlige Schmerzfreiheit; wirkliche Anfälle mit ganz freien Intervallen, wie sie für den Migränekopfschmerz charakteristisch sind, konnten wir nie feststellen. In der Regel ist es ein andauernder, heftiger, äußerst quälender Schmerz, der seinen Sitz im ganzen Kopfe hat, fast ausnahmslos aber im Hinterkopf und Nacken beginnt, häufig nach dem Rücken und den Schultern ausstrahlt, auch nachts nicht aufhört, einige Mal sogar bald nach jedesmaligem Niederlegen sich erheblich steigerte, nur sehr selten mit Übelkeit, nie mit Erbrechen verbunden war und in den höheren Graden die Leute bald in furchtbarer Weise herunterbrachte und jeder Lebensfreude beraubte. Auch bei weitgehender Skepsis diesem ätiologischen Moment gegenüber konnten wir uns doch nach genauesten Nachforschungen dem

Eindrucke nicht entziehen, daß hier sich häufig wiederholende augenfällige Erkältungen jeglicher Art (unvermeidbare mit dem Berufe verknüpfte Temperaturdifferenzen und Zugluft, Durchnässungen, starkes Schwitzen nach körperlichen Anstrengungen, z. B. Radfahren, ohne die Möglichkeit, die Wäsche zu wechseln und ähnliches) eine bedeutsame ursächliche Rolle spielen. Edinger (a. a. O.) meint, daß die beim Haarwaschen gegebene Gelegenheit zu lokaler Durchkältung sehr zu berücksichtigen sei. Auch konnten wir oft mit Sicherheit feststellen, daß während der Behandlung akute Erkältungen nach schon eingetretener erheblicher Besserung Rückfälle, oft von längerer Dauer, zur Folge hatten, und außerdem, daß atmosphärische Einflüsse (Sinken des Barometers, Schnee, Sturm), ähnlich wie bei rheumatischen Affektionen, sich für die Patienten öfters recht fühlbar machten. Kälte, in Form von Umschlägen, wurde nie vertragen, während Wärme stets angenehm empfunden wurde. An sehr heißen Sommertagen habe ich auch zuweilen plötzliche bedeutende Verschlimmerungen des Kopfschmerzes gesehen, nämlich bei Patienten mit stark schwitzender Haut, die dann wahrscheinlich durch Zugluft getroffen wurde.

Eine genaue allgemeine Körperuntersuchung ergab fast regelmäßig normale Verhältnisse der inneren Organe. (Hier möchte ich nochmals bei allen hartnäckigen Kopfschmerzen auf die Wichtigkeit der ophthalmoskopischen Untersuchung auch bei gutem Sehvermögen hinweisen.) Dagegen konnten wir regelmäßig an den äußeren Bedeckungen des Kopfes durch die Palpation Veränderungen feststellen, welche bald sehr leicht zu fühlen waren, bald aber auch von Geübten erst nach längerem Suchen und Vergleichen der beiden Seiten gefunden wurden. Es waren:

1. hirsekorn-, linsen- bis bohnengroße Knötchen im Unterhautzellgewebe und in der Faszie (?) des Occiput und des Nackens, zuweilen auch des oberen Rückens und der seitlichen Halsgegenden bis zur Schulter hin. Dieselben waren fast sämtlich sehr empfindlich auch schon auf gelinden Druck. Von geschwollenen Lymphdrüsen kann man diese Infiltrationen meistens durch die eben erwähnte Eigenschaft, dann aber auch dadurch unterscheiden, daß jene eine mehr rundliche, diese oft eine ganz unregelmäßige Form haben. Dieselben Knötchen findet

man häufig in der Subcutis der Parietalregionen und besonders in der Galea. Hier sind sie meistens flacher und erreichen zuweilen die Größe eines Zehnpfennigstückes. Oft sind sie hier nicht verschieblich, so daß man manchmal den Eindruck erhält, sie gehörten dem Periost an. Auch in der Stirn- und Schläfengegend habe ich sie, wenn auch seltener, so doch wiederholt finden können.

2. fühlt man im ganzen Verlaufe der Linea semicircularis des Occiput und am Proc. mastoideus, die bekanntlich den großen Nacken- und Halsmuskeln sowie dem kleineren M. occipitalis zur Insertion dienen, ziemlich harte, bald flachere, bald erhabenere Einlagerungen, die den Eindruck von Schwielen machen. Man kann sie häufig auch an den verschiedensten Stellen der Muskelbäuche konstatieren. Keine der beiden Körperseiten ist besonders bevorzugt. Sie sind fast ausnahmslos sehr schmerzhaft auf Druck und lassen sich öfters vom Muskelgewebe palpatorisch nicht' trennen, aber mit dem Muskel verschieben. In einigen Fällen erreichten sie die Größe einer Haselnuß und Mandel. Die hier in Betracht kommenden Muskeln sind in erster Linie die Mm. cucullares und sternocleido-mastoidei, dann die Scaleni postici und die Splenii. Einmal habe ich eine za. fünfpfennigstückgroße Schwiele im M. frontalis, da, wo er an der Galea inseriert, gefunden; im M. temporalis habe ich mehrere Male eine erhebliche diffuse pralle Schwellung konstatiert. In mehreren Fällen fiel mir neben einer geringen Anzahl von subkutanen Knötchen eine deutliche Starre in den oberen Insertionen der Mm. sternocl. und cucullares auf, welche sich eine Strecke weit in den Muskelbauch fortsetzte.

Es ist ratsam, bei der Untersuchung die in erster Linie in Betracht kommenden Nackenmuskeln entspannen zu lassen, was man am leichtesten dadurch erreicht, daß man die Patienten auffordert, den Kopf ganz leicht nach rückwärts geneigt zu halten. Bei der Palpation der Mm. sterno-cleido-mast. lasse man das Kinn nach der Seite des zu untersuchenden Muskels drehen. Man vermeide es, während der Paroxysmen zu untersuchen, da man dann vielleicht einmal Verwechslungen mit reflektorischen Kontraktionen von Muskelbündeln begehen könnte. Bei einigermaßen ausgebildetem Tastgefühl ist ein solcher Irrtum so gut wie ausgeschlossen. Ferner auch deshalb, weil die Druckempfindlichkeit sonst ihre pathognomonische Bedeutung verliert. Denn es ist sattsam bekannt, daß auch im Migräneanfall eine Menge Stellen am Nacken, am Halse, besonders auch an den oberen Partien des M. cucullaris sehr schmerzhaft auf Berührung sind, ebenso wie die Austrittspunkte der einzelnen Trigeminusäste im Gesichte.

Die Kranken selbst haben in der Regel keine Ahnung von diesen Affektionen der Kopfschwarte und der Muskeln, machen aber bei Betastung jener Stellen sofort energische Abwehrbewegungen. Einzelne (darunter war ein Mediziner, der von den Dingen schon gehört hatte) gaben ein oder mehrere Knötchen an, die vor Verschlimmerung an-, und beim Rückgange des Schmerzes wieder abschwellen sollen. Einmal konnte ich mich von diesem Verhalten selbst überzeugen.

Mehrere unserer Pat. hatten sich monatelang bei einer Autorität in Nasen- und Halskrankheiten erfolglos behandeln lassen; einem Pat. waren fast sämtliche Nebenhöhlen der Nase ohne Erfolg angebohrt worden. Hier wurde der Schmerz vorwiegend im Vorderkopfe lokalisiert.

Nicht wenige von den Kranken hatten ihren Beruf aufgeben müssen, bis ihnen die weiter unten zu schildernde Massagebehandlung Linderung oder Heilung brachte.

In einer kleinen Reihe von Fällen fanden wir auch an anderen als den beschriebenen Körperstellen Einlagerungen in die Subcutis oder schwielenartige Verdickungen, die auch lokale Schmerzen verursachten und gleichfalls der Massage wichen. Das ist nämlich ein besonderes Charakteristikum dieser Kopfschmerzen, daß sie zugleich mit Beseitigung jener Schwellungen durch Massage und lokale Hitzeanwendung, zuweilen auch schon durch letztere allein, verschwinden und — meistens auch in den veralteten Fällen — fast sämtlich dauernd geheilt oder wenigstens ganz bedeutend gebessert werden.

Aus diesem Grunde muß ein ursächlicher Zusammenhang zwischen diesen beiden Dingen angenommen werden. Es geht nicht an, hier Suggestionswirkung vorauszusetzen, da diese Kranken fast immer schon so reichlich und intensiv behandelt worden waren, daß sie genug Gelegenheit gehabt hatten, der Suggestion dieser mannigfachen therapeutischen Methoden zu erliegen, auch schon deshalb nicht, weil die Behandlung meistens eine ziemlich lange Zeit beansprucht und auch eine große Geduld und Energie auf seiten der Patienten erfordert, wie wir noch sehen werden. Endlich sind auch während der Behandlung, wenn schon beträchtliche Besserung Platz gegriffen hat, Rückfälle, durch Erkältungen verursacht, gar nicht selten.

Differentialdiagnose. Sie kann oft schon lediglich aus der Anamnese gestellt werden, wenn man diese in zweckmäßiger und gründlicher Weise zu erheben versteht. Das aber ist, wie bereits betont, neben der genauen körperlichen Untersuchung für alle Dauerkopfschmerzen unbedingt erforderlich. Beginn im späteren Alter, nie in der Kindheit, zuweilen in der Jugend; fast regelmäßiger Ausgangspunkt der Schmerzen vom Hinterkopf aus, fast niemals von der Stirn oder Schläfe wie bei der Migräne und dem neurasthenischen Kopfschmerz; Nachweis zweifelloser Erkältungseinflüsse, sowohl in der Ätiologie überhaupt als auch besonders der zeitweiligen Verschlimmerungen, bei relativer Wirkungslosigkeit von psychischen Überanstrengungen und ähnlichen Faktoren; Permanenz des Schmerzes ohne ganz freie Intervalle; äußerst selten bestehende Halbseitigkeit; Mangel der Heredität, des Erbrechens und jeglicher Aura, — alles das unterscheidet diese Form der Cephalalgie schon so scharf von den sub 1 und 2 geschilderten wie auch den übrigen Kopfschmerzformen, daß es kaum noch der palpabelen Veränderungen in der Kopfschwarte und den Nackenmuskeln bedarf. Der Nachweis der letzteren ist nun nicht so leicht, wie es vielleicht scheinen könnte. Man muß sich auch hüten, die subkutanen und auf der tiefen Faszie gelegenen Einlagerungen im Nacken und in der seitlichen Halsgegend mit den bei manchen Individuen hier aus verschiedenen Gründen geschwollenen Lymphdrüsen zu verwechseln (Lues, Tuberkulose, Ekzem usw.). Letztere sind auch meistens nicht so druckempfindlich (siehe auch oben). Wer durch vernünftiges Ausüben der Massagetherapie, welche leider noch lange nicht Allgemeingut der Ärzte geworden ist, obwohl sie sicherlich — lege artis angewendet — einer unserer mächtigsten Heilfaktoren ist, oder auf andere Weise sein Tastgefühl allmählich verfeinert hat, hat entschieden einen Vorsprung vor anderen in der Beurteilung dieser lediglich durch Palpation konstatierbaren Veränderungen. Immerhin kann man dieselben den meisten

Ärzten, wie wir das in unserer Poliklinik erfahren haben, so demonstrieren, daß sie dieselben, sobald sie sie einmal richtig gefühlt haben, später selbst finden können. Spezielle Vorschriften lassen sich in dieser Hinsicht nicht gut geben. Es geht hiermit ähnlich wie mit den Spiegelbildern beim Ophthalmoskopieren oder Laryngoskopieren: wer sie einmal richtig gesehen hat, was bekanntlich in den Anfangskursen gar nicht so schnell jedem gelingt, erkennt sie dann auch wieder.

Andererseits erscheint es auch mir auffallend, daß einige der nordischen Autoren Knötchen und Verhärtungen an allen möglichen Stellen gefunden haben wollen, wo es anderen Untersuchern und mir selbst nur ganz ausnahmsweise gelungen ist; so z. B. an den Austrittsstellen der Gesichtsnerven und in der Gesichtshaut. Indessen ist hierbei doch die Möglichkeit zu berücksichtigen, daß die Ausbreitung dieser Veränderungen in den Ländern des nordischen Klimas eine größere ist als bei uns. Gar nicht erklären kann ich mir, daß sowohl Henschen (20) wie Norström (21) in vielen Fällen von Kopfweh die beiden oberen Ganglien des Halssympathicus vergrößert, verdickt und empfindlich gefunden haben. Es ist mir nie gelungen, obwohl ich mich eifrigst, auch bei sehr mageren Leuten, bemüht habe, an der vorderen seitlichen Halswirbelsäule Gebilde zu palpieren, die ich auch nur mit einiger Sicherheit als Sympathicusganglien zu bezeichnen gewagt hätte, geschweige, daß ich micht getraut hätte, eine Vergrößerung derselben gegen die Norm anzunehmen. Dieses Mißlingen wird aber niemandem unbegreiflich erscheinen, der sich die anatomischen Verhältnisse der seitlichen oberen Halsgegenden klarmacht (s. auch oben unter „Migränekopfschmerz“). Wenn Norström (a. a. O.) bezüglich des Fühlens und der Massage der Ganglien des N. sympathicus sagt, „daß er in bezug auf dieselben keine Regeln geben könne“, so glaube ich ihm dies gerne. Wenn er aber dann fortfährt, daß „es das individuelle feine Tastgefühl ist, das hier allein maßgebend ist“, so muß ich das entschieden bestreiten. Es ist recht bedauerlich, daß, wie es den Anschein hat, infolge derartiger Übertreibungen das Richtige und Verdienstliche der Bemühungen jener Autoren von vielen Forschern bei uns übersehen und unterschätzt wird.

Ein zweiter Grund für diese Tatsache ist der, daß Henschen, dem unbestrittenermaßen das Verdienst gebührt, auf jene bis dahin kaum gekannten Affektionen des subkutanen Bindegewebes und der Muskulatur wohl als erster hingewiesen zu haben, eine von der unsrigen ganz verschiedene Auffassung von der Migräne hat. Nach ihm ist sie eine auf konstitutioneller Basis (rheumatischer und neurasthenischer) beruhende lokale Krankheit, welche sowohl lokaler wie konstitutioneller Behandlung unterworfen werden muß. Es gibt verschiedene Formen: 1. mehr lokale, welche nur durch Massage vollständig geheilt werden; diese sind oft hauptsächlich rheumatischer Natur; 2. gemischte Formen, wo Neurasthenie oder Anämie neben der lokalen Krankheit vorhanden ist. Er behandelt sie mit Massage, Fe und As, und allgemeinen hygienischen Mitteln, wie frische Luft usw.; 3. inveterierte oder von Jugend her stammende Formen, wo die Krankheit ursprünglich lokal war und wo erst später (sekundär) vasomotorische Störungen hervorgetreten sind. Die Massage nützt hier, aber Luft nicht. Die Schwierigkeit sieht H. in der Diagnostik, insbesondere auch deshalb, weil es auch nach ihm Migräneformen von intrakraniellem Ursprung gibt, die nicht selten mit Empfindlichkeit der Kopfweichteile verbunder sind.

Man sieht, daß H. unter dem Begriff „Migräne" alle selbständigen Dauerkopfwehform en zusammenfaßt. Es ist aber ein zweifelloser großer Fortschritt sowohl in diagnostischer als auch vor allem in therapeutischer Beziehung, daß wir gelernt haben, diese Varietäten nach ätiologischen Gesichtspunkten zu sondern. Es darf freilich nicht übersehen werden, daß wir uns hierbei noch vielfach auf schwankendem Boden bewegen. Das wird aber hauptsächlich durch die Natur der Krankheit, die der anatomischen und experimentellen Untersuchung so schwer zugänglich ist, bedingt. Möglicherweise kommen in dem rauhen Klima des Nordens die beschriebenen Affektionen der Kopfschwarte und der Halsmuskeln so viel häufiger vor als bei uns, daß sich vielleicht dadurch die Betonung der lokalen Ursache in der Einteilung Henschens erklären ließe.

Norström fußt in seinen ersten Publikationen ganz auf Henschen; in einer späteren Auflage (Übersetzung von H. Fischer) scheint er sich jedoch mehr zu der Anschauung zu bekennen, daß die Migräne eine selbständige Krankheit ist. Er neigt jedoch noch dazu, auf die von den Kranken beliebte Bezeichnung ihres Leidens ein zu großes Gewicht zu legen.

O. Rosenbach (22) nimmt an, „daß die Migräne ein vielgestaltiges, die verschiedensten Gebiete beteiligendes und weder in allen Fällen gleichartiges, noch ein gleichwertiges, d. h. durch die gleiche Ursache bedingtes Leiden ist" . . . . So kommen nach ihm nicht selten Fälle vor, wo die Erscheinungen wesentlich von der Affektion bestimmter Muskelgebiete des Kopfes und des Halses abhängen und dadurch gewisse, für die Diagnose und die Behandlung des Falles wesentliche Differenzen gegenüber dem Bilde der auf nervöser Basis beruhender Hemikranie zeigen. R. untersucht, wohl bemerkt, während der Anfälle bzw. Verschlimmerungen. Wie ich oben dargelegt habe, ist dieses Verfahren irreleitend; maßgebend ist nur die Untersuchung in relativ besseren Zeiten bzw. wie bei der Migräne in den freien Intervallen. Nun muß ich gestehen, daß ich bei der typischen Hemikranie in den schmerzfreien Perioden niemals Schmerzpunkte in der Kopfschwarte oder in der Muskulatur des Nackens und Halses gefunden habe, wohl aber, wie schon oben auseinandergesetzt wurde, regelmäßig bei dem Knötchen- und Schwielenkopfschmerz. R. spricht übrigens nirgends von den Einlagerungen, sondern nur von „schmerzhaften Stellen, ja ganzen Bezirken größerer Schmerzhaftigkeit, die mit den bekannten Nervenschmerzpunkten nichts gemeinsam haben". Auch ich habe übrigens Fälle gesehen, bei welchen neben geringfügigen Infiltrationen in der Subcutis nur eine gewisse Resistenz und Starre in den Halsmuskeln zu fühlen war. Ich möchte es deshalb nicht bestreiten, daß vielleicht bei manchen der Kopfwehkranken ausschließlich einfache Myiten bestehen, die objektiv nichts weiter konstatieren lassen als Druckempfindlichkeit. In diesen Fällen sind öfters die Schmerzen nicht sehr heftig, dauern auch nicht lange an. Sie sind bereits in der Frühe beim Aufstehen vorhanden. Ich vermute, daß ihnen eine Zerrung der Hals- und Nackenmuskulatur (analog der Lumbago traumatica) infolge abnormer Haltung während der Nacht, die manche Menschen einnehmen, zugrunde liegt. Vielleicht spielt hier auch die Lymphstauung eine Rolle, denen diese Teile infolge der tieferen Lage und der weniger lebhaften Zirkulation während des Schlafes ausgesetzt sind. Diese Erklärung dürfte auch für die so häufige

Exacerbation der meisten Kopfschmerzarten beim Erwachen am ehesten heranzuziehen sein. Bei allen muskulären Formen bedingt diese Lymphstauung einen stärkeren Druck auf die intramuskulären sensibelen Nervenendigungen. Bei den durch direkte Reizung der Duralnerven zustande kommenden Formen inklusive der Kopfschmerzen bei Hirntumoren, Meningitis usw. wirkt jene Stauung eben unmittelbar auf diese Nerven. Man kann gar nicht selten durch eine erhöhte Lage während der Nacht dieser morgendlichen Verschlimmerung zuvorkommen.

Gegenüber den erwähnten Anschauungen aller dieser Autoren und denen noch einiger andrer, die im Abschnitt „Theoretisches, Pathogenese" besprochen werden sollen, müssen wir unbedingt daran festhalten, daß die Migräne eine wohlcharakterisierte Krankheit sui generis ist, die fast stets durch gleichartige Vererbung bedingt ist und auf konstitutionellen, höchstwahrscheinlich intrakraniellen Anomalien beruht. Der bei ihr auftretende Kopfschmerz ist scharf zu trennen von allen übrigen Kopfschmerzformen und hat nichts zu schaffen mit dem Knötchen- oder Schwielenkopfschmerz. Der letztere stellt gleichfalls nach seinem speziellen klinischen Verhalten ein scharf gekennzeichnetes Bild dar.

Ich möchte aber außer den schon angeführten zahlreichen Unterscheidungsmerkmalen dieser beiden Formen von Cephalalgie noch zwei erwähnen, die sich mir im Laufe der Jahre aufgedrängt haben. Bei dem Migränekopfschmerz bewirkt die systematische Brombehandlung fast regelmäßig, auch in den schlimmen Fällen, eine wesentliche Besserung bzw. Reduktion der Anfälle; bei dem Schwielenkopfschmerz hat sie nur einen geringen Erfolg, der der allgemein beruhigenden Wirkung des Mittels zu verdanken ist. Während ferner bei der letzteren Form der Cephalea die kunstgerecht ausgeführte Massage fast stets Heilung oder wenigstens eine erhebliche Linderung zur Folge hat, habe ich bei den Migränekranken, welche ich experimenti causa auf diese Weise behandelt habe, niemals den geringsten Nutzen gesehen.

Eine Verwechselung des Schwielenkopfschmerzes mit dem neurasthenischen Kopfdruck, dem Ermüdungskopfschmerz, ist kaum möglich, wenn man sich die mehrfach aufgeführten differential-diagnostischen Zeichen gegenwärtig hält. Die Occipital-neuralgien sind, wie die meisten Neuralgien, fast stets nur auf einer Seite vorhanden, treten mehr in Anfällen auf, lassen meist die typischen Druckpunkte nachweisen und Knötchen oder Schwielen vermissen. Außerdem sind sie wohl niemals von solcher Dauer, wie in vielen Fällen der Knötchenkopfschmerz. Bei den luetischen Dolores osteocopi (s. auch später) wird die Anamnese und die meistens festzustellende Verschlimmerung in den Nächten auf den richtigen Weg führen.

Die Diagnose wird zuweilen dadurch erschwert, daß die beschriebene Form des Kopfwehs zu allen möglichen, sowohl rein symptomatischen, wie auch selbständigeren Kopf-schmerzformen hinzutreten kann. Denn es ist nicht einzusehen, weshalb nicht einmal ein Nephritiker zu seinem urämischen noch einen Schwielenkopfschmerz acquirieren, oder weshalb nicht ein an Hemikranie Leidender auch noch dieses Übel sich zuziehen sollte. Beispiele von Kombinationen mit hemikranischer und anämischer Cephalalgie werde ich unten mitteilen. Schwierig-keiten könnten sich vielleicht auch einmal bei der selteneren halbseitigen Form des Knötchenkopfschmerzes ergeben. Die Hauptsache ist in solchen Fällen neben einer genauen allgemeinen Körperuntersuchung eine gründliche, zielbewußte, namentlich die pathogenetischen Faktoren ins Auge fassende Anamnese, die das Nebeneinander des Zustandsbildes fast immer zu entwirren vermag und bald zur Klarheit darüber gelangen wird, welche Form der Cephalea zuerst vorhanden war, und welche sich gleich-sam auf sie aufgepfropft hat. Ich verfehle aber nicht, darauf hinzuweisen, daß es öfters hierzu einer nicht mühelosen, zeit-raubenden Ausforschung der Kranken, auch der sogenannten Gebildeten, bedarf.

Was die Häufigkeit des Schwielenkopfschmerzes im Ver-hältnis zu den anderen Formen anbelangt, so schätzt Edinger (a. a. O.), der als der erste die scharfe Sonderung desselben von der Migräne betont hat, daß reichlich $^2/_5$ der Kopfwehkranken an dieser Art leiden, ebensoviel an Migräne und der Rest an anderen Formen. Ich möchte annehmen, daß etwa $^1/_5$—$^1/_4$ aller Kopf-wehkranken an dieser rheumatischen Form leiden, während die Hemikranie bei weitem den häufigsten Typus darstellt und ihr zunächst der neurasthenische Kopfschmerz steht.

Die Prognose dieser Cephalalgie ist, soweit sie mit nicht zu schweren Kombinationen anderer Kopfwehformen zu unserer Beobachtung gelangt, im allgemeinen recht günstig, jedenfalls viel günstiger als die des Migränekopfschmerzes, vorausgesetzt, daß die richtige Behandlung, nämlich Anwendung von lokaler Hitze und Massage, Platz greift und die sie verschlimmernden Erkältungsgelegenheiten vermieden werden können. Auch dieser Umstand ist, wie schon oben angedeutet wurde, differentiell-diagnostisch zu verwerten. Selbst Fälle von schon jahre- und jahrzehntelanger Dauer können durch konsequente Therapie zu völliger Heilung gebracht werden. Freilich steht die Dauer der Kur meistens in einem geraden Verhältnis zur Dauer der Krankheit. Im allgemeinen ist der Verlauf folgender: Nach den ersten Sitzungen, die oft selbst recht schmerzhaft sind, tritt beträchtliche Verschlechterung ein, welche eigentlich selbstverständlich ist, da durch die mechanische Bearbeitung der meist schon alte Prozeß gleichsam florid gemacht wird. Denn wir müssen uns darüber klar sein, daß die Herde in der Unterhaut und in den Muskeln zur Resorption gebracht werden müssen. Je restloser dies geschieht, um so größer ist die Aussicht auf Fernbleiben von Rezidiven. Man hat im Anfang zuweilen nicht geringe Mühe, die Pat. zur Ausdauer anzuhalten; man tut gut daran, sie von vornherein auf die anfängliche Steigerung der Beschwerden aufmerksam zu machen, man kann ihnen aber gleichzeitig mit Bestimmtheit völlige Befreiung von ihrem Leiden versprechen, wenn sie sich zum Ausharren entschließen. Es ist deshalb auch zu empfehlen, während dieser Zeit mit Antineuralgicis oder Narcoticis nicht zu sparsam zu sein. Um über diese peinliche Zeit schneller hinwegzukommen, habe ich bei einigen Kranken mit Erfolg in den ersten 1—2 Wochen täglich zweimal Massage vorgenommen oder ausführen lassen. Ausnahmsweise bleibt diese anfängliche Exacerbation aus. Nach 8—10 Sitzungen ist die Prozedur nicht mehr schmerzhaft; auch pflegen die Verschlimmerungen dann auszubleiben. Nach der dritten Woche beginnt in der Regel die Besserung sich bemerkbar zu machen; bei den schon sehr lange Leidenden kann dieser Zeitpunkt aber auch in die 5. bis 6. Woche hinausrücken. Die Gesamtdauer der Behandlung beträgt in den erst kurze Zeit währenden Fällen 3—4 Wochen, in den mittelschweren 4—6—8 Wochen bei mindestens täglich einmal vorzunehmender Massage, in den schwersten 2—3 Monate. Falls es die äußeren Verhältnisse irgend gestatten, soll man alle Entzündungsprodukte (?) so lange bearbeiten, bis man sie nicht mehr fühlt. Man sieht, diese Therapie stellt an die Geduld sowohl der Patienten als des Arztes große Anforderungen.

Rückfälle nach zeitweiliger Besserung kommen während der Kur oft vor. Begreiflicherweise wirken dieselben recht deprimierend. Fast ausnahmslos konnte ich als Ursache heftige Erkältungen nachweisen. Da heißt es zuweilen: fest bleiben und sich nicht selbst entmutigen lassen. — Bei einem Pat. im mittleren Lebensalter verordnete ich, als die Massage in der 4. Woche keinen deutlichen Erfolg gebracht hatte und der Pat. sehr drängte, Jodkali (ohne daß irgend welche Anhaltspunkte für Lues vorgelegen hätten). Hierauf trat bald Besserung ein, die auch zu völliger Heilung führte. Damit soll aber durchaus nicht gesagt sein, daß dem Jodkali hier der Erfolg zuzuschreiben sci. Aus theoretischen Gründen würde ich es aber doch in hartnäckigen Fällen, oder wenn ein Pat. sehr medikamentebedürftig ist und sonst vielleicht die Massagekur aufgäbe, als Unterstützungsmittel nicht perhorreszieren.

Ungünstig oder mindestens zweifelhaft ist die Voraussage dann, wenn Kombinationen von schwerer allgemeiner Neurasthenie oder Anämie mit Schwielenkopfschmerz vorliegen.

Entweder — und das scheint mir das häufigere Verhältnis — ist die Erschöpfung des gesamten Organismus die Folge der langwierigen, oft auch jede Nachtruhe raubenden Schmerzen, oder diese letzteren sind zufällig zu einer schweren Form jener Allgemeinerkrankungen hinzugetreten. Im ersteren Falle ist man in großer Verlegenheit, was man zuerst beseitigen soll, die Ursache oder die Folge. So einleuchtend es erscheinen möchte, erst jene in Angriff zu nehmen: ich rate nach einigen meiner Erfahrungen davon ab und empfehle, zunächst unter strengster Vermeidung jeglicher Erkältungsgelegenheit auf eine Kräftigung des ganzen Körpers durch modifizierte Mastkuren, durch Verabreichung von Eisen und Chinin oder Arsenik hinzuarbeiten und dann erst den Kopf selbst in Angriff zu nehmen. Von guter Einwirkung auf den Schmerz schienen mir in dieser Vorbereitungszeit außer leichten Beruhigungsmitteln, wie Natr. bromat. + Antipyrin + Codein phosphor., die täglich zweimal mehrere Stunden hindurch vorzunehmende Applikation von heißen Kataplasmen (in Form der Leinsamenumschläge oder der bequemeren Thermophore) auf Nacken und Kopfschwarte (vielleicht auch Heißluft oder Diathermie). Hat sich das Allgemeinbefinden gehoben, dann beginne man recht langsam mit der Massage, und zwar in diesen Fällen mit alle 2 Tage stattfindenden, erst kürzeren Sitzungen. Hat sich der Knötchenkopfschmerz erst nachträglich als Komplikation zu dem Erschöpfungszustand hinzugesellt, so beseitige man ihn sofort; bei längerem Bestehen wird der letztere sich erheblich verschlimmern, wie bei jeder länger dauernden schmerzhaften Affektion.

Therapie. Alle Autoren stimmen darin überein, daß das Wesentlichste der Therapie die manuelle Massage ist. Ob eine systematische Abhärtung gegen Witterungseinflüsse als Prophylaxe angesehen werden kann, erscheint mir zweifelhaft, da wir nicht wenige Pat. aus den Kreisen der Bevölkerung beobachtet haben, die keineswegs verweichlicht waren. Die konstitutionelle oder auch akquirierte Veranlagung zu solchen rheumatischen Prozessen scheint zu mächtig, als daß wir ihr in wirksamer Weise vorbeugen könnten. Immerhin rate man nach Abschluß der Behandlung zur Verhütung von Rezidiven verwöhnten Kranken zu vorsichtigen, ganz langsam abzukühlenden Waschungen und dergleichen. Bei älteren Individuen stehe man ganz davon ab.

Während der Kur beachte man außer den bereits gegebenen noch folgende Vorschriften: In den ersten 1—2 Wochen lasse man, wenn es irgend möglich ist, die gewohnte Beschäftigung aussetzen oder wenigstens einschränken. Erkältungsgelegenheiten müssen strengstens gemieden werden. Man empfehle völlige Abstinenz von alkoholischen Getränken und Regulierung des Stuhlgangs. Zweckmäßig ist es für die Kranken überhaupt und speziell während der Behandlung, sich nachts höher zu lagern; ich habe den Eindruck, daß dies öfters Erleichterung bringt (ob durch Vermeidung stärkerer Hyperämie in den abhängigen Partien des Kopfes? S. auch oben). Frauen unterlassen in dieser Zeit am besten jede Kopfwaschung; auch für später soll man ihnen nur spirituöse Flüssigkeiten erlauben und auch hierbei eine absolute Trocknung vor jedem Ausgang ans Herz legen. Ich habe nie zum Abschneiden auch sehr voller Haare schreiten müssen; man lernt es bald ihrer Herr zu werden. Die Sitzungen müssen unter allen Umständen so lange täglich stattfinden, bis eine deutliche Besserung wahrnehmbar ist, dann alle 2 Tage. Die Dauer derselben beträgt je nach der Empfindlichkeit der Pat. und der Menge der vorhandenen Knötchen und Schwielen 15—25 Minuten. Zur Abschwächung der bei einzelnen Manipulationen unvermeidlichen Erschütterungen des Kopfes lasse man das Kinn mit der Hand auf einem Tische stützen, die Pat. im übrigen bequem und gut angelehnt auf einem mit nicht zu hoher Lehne versehenen Stuhle sitzen. Im allgemeinen ist die Kopfmassage bei diesen Affektionen Sache des Arztes, wenn sie auch mühevoll und zeitraubend ist; in den schweren Fällen soll sie ausschließlich der Arzt vornehmen, da das erforderliche Maß von Gewissenhaftigkeit und feinem Tastgefühl bei Laienmasseuren und -masseusen nicht zu finden ist. Auch kann man ihnen nur selten beibringen, wie man bei schmerzhafteren Griffen den Druck steigern und vermindern muß. Immerhin kann man in leichteren und mittelschweren Fällen den intelligenteren dieser Heilgehilfen und -gehilfinnen die Behandlung unter eigener Kontrolle überlassen, **nachdem man ihnen die spezielle Ausführung und die Reihenfolge der einzelnen Griffe gründlichst beigebracht hat**; auch müssen sie die im konkreten Falle vorhandenen Einlagerungen sämtlich selbst gut gefühlt haben. Zuweilen gelingt es, geschickte Angehörige (Männer eignen sich im allgemeinen weniger dazu als Frauen) in einiger Zeit mit Erfolg anzulernen.

Ich lasse jeder Sitzung eine 1—2 stündige Applikation von heißen Kataplasmen (in Form von Leinsamenumschlägen oder Thermophoren) vorausgehen; ich habe den Eindruck, daß die befallenen Stellen der Kopfschwarte und Muskulatur hierdurch succulenter und der Resorption leichter zugänglich werden. Bei erheblicher Größe und Härte der Infiltrate habe ich mich zuweilen einer Ichthyolsalbe (Ammon. sulfoichthyolic. 10,0 : 50) bedient, für gewöhnlich führe ich die Massage mit trockenen Händen aus.

Als Nachbehandlung und gleichzeitig zur Befestigung des Erfolges habe ich öfters, wo die Verhältnisse es gestatten, eine

Soolbadekur, wie auch bei anderen rheumatischen Affektionen, verordnet. Ich möchte auch Versuche mit der in neuerer Zeit ebenso wie für die Behandlung der Gicht auch für die Muskelrheumatismen empfohlenen Radium-Emanation, und zwar in erster Linie die Inhalation im geschlossenen Raume empfehlen. Auch könnte man die „Anionen-Behandlung" nach P. Steffens versuchen.

Was nun die spezielle Technik der Massage bei dem Knötchen- oder Schwielenkopfschmerz anbelangt, so finde ich bei keinem der Autoren ausführliche Angaben. Norström (a. a. O.) verweist auf sein Buch: Traité théorique et pratique du massage, Paris 1891, und macht außerdem nur ganz ungenügende, teilweise auch leicht mißverständliche Angaben. Natürlich gelten für diese Kopfmassage keine anderen Gesetze wie in der Lehre von der Massage überhaupt; aber ich halte es doch für unbedingt notwendig, bei einer so charakteristischen Affektion mit so typischen Veränderungen ein bestimmtes Verfahren anzugeben, an welchem auch Ärzte, die weniger Erfahrung in der Ausübung der Massage besitzen, gleichsam einen Leitfaden haben. Es soll selbstverständlich hiermit nicht gesagt werden, daß nur dieser Modus procedendi zum Ziele führt. Er steht im wesentlichen mit den Ergebnissen von Mosts Untersuchungen im Einklang (27). Die Hauptstromgebiete, die hier in Betracht kommen, und die bekanntlich im großen und ganzen dem Stromgebiete der Venen entsprechen, finden sich bei diesem Autor in Fig. 6, Taf. IV abgebildet.

Man beginne mit einem kräftigen Ausstreichen (Effleurage) beider seitlicher Halsgegenden vom Process. mastoid. bis zum Akromion mittels beider mit der ganzen Fläche aufgesetzter Hände; dann wird mit der rechten Hand die Mitte des Occiput und Nackens in derselben Weise bearbeitet (je 10 Striche); durch diesen Griff sollen, wie das bei jeder Resorptionszwecken dienenden Massage erforderlich ist, die zentripetalen Lymphgefäße nach Möglichkeit freigemacht werden. Hierbei kann man die Haare in ihrer Lage belassen. Bei den späteren Manipulationen muß man sich das Terrain durch zweckentsprechende Scheitelung oder durch Nachvornschlagen der Haare freilegen, öfters auch größere Haarmengen auf die massierende Extremität legen. Man wird dadurch in seiner Arbeit nicht sehr gehindert.

Dann folgt eine gehörige Durchknetung (Pétrissage) der Muskeln und der Haut; erst der linken seitlichen Hinterhaupt- und Halsgegend bis zur Schulter, dann der mittleren und schließlich der rechten. Ich nehme dieselbe stets mit beiden Händen vor, so zwar, daß die eine Hand der anderen entgegenkommt, und stelle mich dabei senkrecht zum Verlauf der zu massierenden Muskeln. Diese Manipulation ist nicht ganz leicht und erfordert eine ziemliche Anstrengung der Fingermuskeln. Man muß sich dabei bestreben, soviel als möglich auch die tiefen Muskeln von ihrer Unterlage abzuheben und in die Finger zu bekommen. Jede Durchknetung nehme man 5 mal vor und lasse dann ein kräftiges Ausstreichen folgen.

Hierauf streiche man noch besonders im ganzen Umfang des Occiput, von einem Proc. mastoid. zum anderen, die Insertionsstellen der Hals- und Nackenmuskeln entweder mit den Daumen oder den eng aneinandergelegten Nagelgliedern der 4 anderen Finger energisch zentripetalwärts (d. h. nach dem Hals zu) bis in die Muskelbäuche hinein aus (je 2 mal von links nach rechts gehend und dann umkehrend). Alsdann suche man die einzelnen subkutanen und intramuskulären Einlagerungen einzeln auf und friktioniere jede einzelne. Diese Reibe- und zugleich Erschütterungsbewegung wird am besten mit den Nagelgliedern der 3 oder 4 ersten, fest aneinandergepreßten Finger so ausgeführt, daß das Handgelenk dabei gestreckt bleibt und die eigentliche Bewegung als Rotationsbewegung von ganz geringem Umkreis im Schultergelenk vorgenommen wird. Man muß sich dabei immer das Endziel vor Augen halten, die Knötchen und Schwielen allmählich zu zerdrücken. Man bearbeite jedes Knötchen usw. nicht länger als höchstens $^1/_2$ Minute und schließe dann immer eine Effleurage an, die sich natürlich nach der topographischen Lage der einzelnen Infiltrationen richtet. Auch dieser Griff ist für den Masseur ziemlich anstrengend.

Nun setze man beide Hände gleichzeitig zu beiden Seiten der Sagittalnaht auf und übe eine kräftige, die ganze Kopfschwarte und die Temporalmuskeln bis auf das Schädeldach durchdringende Effleurage aus, die dicht hinter den Ohrmuscheln endet (6—8 mal). Dann sucht man sich in dem so beschriebenen Gebiet die Verhärtungen auf und friktionniert sie in der eben beschriebenen Weise. Ist der M. temporalis selbst befallen, so muß er erst gründlich in der Richtung seines Faserlaufes effleuriert (nach dem Proc. coronoideus des Unterkiefers hin), dann petrissiert werden.

Hierauf erfolgt eine Ausstreichung des M. frontalis in seiner ganzen Breite von seiner Insertion an der Galea bis zu den Augenbrauen mit den aneinandergelegten Nagelgliedern der Finger (6—8 mal). Etwaige Knötchen in dieser Region werden in der oben geschilderten Weise friktionniert.

Endlich gehe man zu einer Effleurage der Stirn- und seitlichen Gesichtshaut über, indem man die Volarflächen der 3 Fingerglieder, und zwar die der linken Hand auf die rechte Stirnhälfte des Pat. und die der rechten Hand auf die linke Stirnhälfte aufsetzt, so daß sich die beiderseitigen Fingerspitzen berühren, und streiche bis auf die Gesichtsknochen durchdringend die Weichteile der Stirn aus, gehe dann weiter nach den Schläfen und Wangen, immer mehr die ganze Hand fest auflegend. Am Unterkieferwinkel angelangt, drehe man die Hände so, daß die beiderseitigen Daumen in die für die großen Gefäße und Nerven bestimmten Nischen an der Innenseite der Mm. sternocleidomast. gelangen und führe hier noch eine kräftige, aber nicht zu tief dringende Effleurage der großen Blut- und Lymphgefäße, natürlich in zentripetaler Richtung, aus.

Nach der Massagesitzung soll der Kranke sich $^1/_2$ bis 1 Stunde ganz ruhig verhalten, womöglich hinlegen.

Theoretisches, Pathogenese. Wie sind nun die geschilderten Befunde zu deuten, und wie können wir mit ihnen das Zustandekommen der Schmerzen erklären? Vorausschicken muß ich, daß bisher von keiner Seite ein anatomischer Befund mitgeteilt worden ist. Von den Autoren, namentlich von den nordischen, die zuerst diese Veränderungen gefühlt haben, offenbar weil sie sich in unserer Zeit am frühesten und am eingehendsten mit Massage beschäftigt haben, wird angenommen, daß es sich um chronische indurative Entzündungen im Unterhautzellgewebe (Celluliter) und der Muskulatur (Myiter) handele, wie sie von ihnen auch an den verschiedensten Stellen des Rumpfes und der Extremitäten zuerst konstatiert und behandelt worden sind (vgl. z. B. A. Kjellberg (23)). Henschen (a. a. O.), dem, soweit ich sehe, das Verdienst gebührt, diese Infiltrationen zuerst mit Kopfschmerzen in Beziehung gebracht zu haben, spricht nur von „svullnad" = Schwellungen. Kleen (24) und Bum (25) bezeichnen ebenso wie Norström (a. a. O) die Muskelinfiltrate als Myitiden bzw. Myositiden; über die Natur der zirkumskripten Einlagerungen im subkutanen Zellgewebe äußern sie sich nicht. Es war ja a priori wahrscheinlich, auch mit Rücksicht auf die exquisit rheumatische Pathogenese dieser Kopfschmerzform, daß es sich um chronische Muskelentzündungen handelt, wie wir sie in anderen Körpergegenden schon lange kennen.

Indessen schien es mir doch dringend wünschenswert, uns auch gerade hier auf direkte anatomische Untersuchungen stützen zu können, da sich dann vielleicht noch mancherlei neue Gesichtspunkte ergeben konnten, namentlich in Beziehung auf das Verhältnis dieser Entzündungen zu den intramuskulären sensibelen Nervenendigungen. Entsprechendes Untersuchungsmaterial ist ja begreiflicherweise nicht leicht zu beschaffen. Ich hatte nun, wie ich bereits (25) kürzlich mitgeteilt habe, Gelegenheit, 1904 aus dem linksseitigen M. splenius eine Schwiele exstirpieren zu lassen und mikroskopisch zu untersuchen. Sie hatte etwa die Größe eines Haselnußkernes, fühlte sich ziemlich hart an und lag im oberen Drittel des Muskels; in seinem ganzen übrigen Verlaufe war dieser ebenso weich wie der M. splenius auf der rechten Seite. Übte man Druck auf ihn aus, so äußerte die Patientin, eine 56 jährige Frau, lebhafte Schmerzen. Sie hatte auch sonst, im Cucullaris, an den Ansatzstellen beider Sternocleidomastoidei sowie in der Galea mehrere, erheblich kleinere Knötchen. Ihre spontanen Schmerzen begannen im Hinterkopfe, zuweilen auch tief im Nacken, zogen dann auf die Scheitelhöhe, um sich von hier auf Schläfen und Stirn auszubreiten. Die Frau war durch ihre Schmerzen sehr heruntergekommen. Ich will gleich vorwegnehmen, daß sie durch 20 Massagesitzungen, denen stets lokale Hitzeanwendung voranging, ganz erheblich gebessert wurde. Länger konnte sie die Behandlung nicht durchführen. Jeder der bei der Exstirpation anwesenden Ärzte glaubte schon aus dem makroskopischen Aussehen den Schluß ziehen zu können, daß das interfibrilläre Bindegewebe vermehrt sei. Auch das mikroskopische Bild (Färbung nach van Gieson im Weigertschen Institut) sprach dafür; ja es fanden sich mehrere Stellen, an denen die intramuskulären Nervenendigungen von einem Ringe von Bindegewebe gleichsam eingeschnürt zu sein schienen.

Also hatten wir hier schon das histologische Substrat des schmerzhaften Leidens vor Augen? Ich konnte mich aber zu dieser Schlußfolgerung nicht eher entschließen, als bis uns ein Kontrollpräparat von einer gleichaltrigen Frau, die an einer Pneumonie gestorben war und nicht an Kopfschmerzen gelitten hatte, vorlag. Und siehe da: es fand sich genau dasselbe mikroskopische Bild. Wir sind also in der anatomischen Erkenntnis der Krankheit nicht weiter gekommen, oder vielmehr, wir müssen, allerdings nur auf Grund dieses einen Falles, sagen, daß es sich um eine Myositis fibrosa nicht handeln kann. Sollte es sich auch hier um eine zirkumskripte Erweiterung von Lymphgefäßen, vielleicht mit eingedickter Lymphe, handeln, an die ich zur Erklärung der Einlagerungen in die Subcutis in meiner früheren Arbeit dachte? (Siehe auch weiter unten.) Dann würde man das negative Ergebnis der mikroskopischen Untersuchung verstehen können. Wir stehen hier vor demselben „Non liquet" wie beim chronischen Muskelrheumatismus, wo man auch nicht selten eine umschriebene Verhärtung unter den Fingern zu haben glaubt, wie z. B. bei der Lumbago. Die Frage wird meines Erachtens noch dadurch besonders kompliziert, daß die Existenz von Lymphkapillaren in den Muskeln ebenso wie im Knochen und Bindegewebe noch Gegenstand der Kontroverse ist. Wir wissen nur, daß die Lymphe tieferer Gewebspartien, wie Injektionen mittels tiefen Einstiches zu erweisen scheinen, stets in dieselben Lymphstämme und -drüsen münden, wie die Lymphe aus den oberflächlichen Kapillaren (vgl. Most, a. a. O.). Man sollte aber meines Erachtens auf weitere histologische Untersuchungen nicht verzichten. Ich habe mich, wie ich früher (a. a. O.) schon erwähnte, auch bemüht, ähnliche Befunde bei Hunden, die ja nicht selten an heftigem Rheumatismus der Nackenmuskeln erkranken, zu erheben und mir auf diese Weise Material zu beschaffen. Ich konnte aber solcher Hunde bis jetzt nicht habhaft werden. Einige Versuche, bei älteren Hunden experimentell durch Anwendung stärkster Temperaturdifferenzen eine solche Affektion zu erzeugen, die ich mit gütiger Erlaubnis von Geh.-Rat Ehrlich gemeinsam mit Herrn Dr. Sticker im hiesigen königlichen Institut für experimentelle Therapie unternommen habe, hatten ein negatives

Ergebnis. Jagdhunde, die ganz besonders zu diesem Leiden disponiert sein sollen, konnte ich mir leider nicht beschaffen.

H. Lorenz (11) sagt in der Einleitung zu seiner Monographie über Muskelerkrankungen: „Die Krankheiten des Muskelsystems gelten mit Recht für eines der dunkelsten Kapitel der menschlichen Pathologie. Der Grund für diese Tatsache liegt einerseits in der Unklarheit der bisher beschriebenen histologischen Befunde und in der Vieldeutigkeit der histologischen Muskelbilder überhaupt, welche das Verständnis der im Leben sich abspielenden Prozesse überaus erschweren . . . . .“ Der Entzündungsprozeß betrifft sowohl bei den akuten als auch bei den chronischen Formen vorwiegend das interstitielle Gewebe. Es ist einleuchtend, daß von den zahlreichen Varietäten der Muskelentzündungen für uns nur die Myositis fibrosa in Betracht kommt, und zwar nur die primäre, selbständige Erkrankungsform derselben, gegenüber der sekundären, welche den Ausgang von andersartigen Prozessen im Muskelgewebe darstellt (z. B. syphilitische Myositis, Trichinosis, Dermatomyositis). Die erstere ist als eine anscheinend primitive Affektion der Muskulatur zu betrachten, welche sich charakterisiert durch Bindegewebswucherungen des Perimysiums „mit von allem Anfang an ausgesprochener Tendenz zu Schwielenbildung“ (rheumatische Muskelschwiele oder Froriepsche Schwiele). Diese Erkrankungsform „ist uns sowohl in ihrem Wesen als in ihrer Ätiologie noch vollständig dunkel; das ist wohl der Grund, weshalb sie bis in die neueste Zeit vielfach als rheumatische Erkrankung beschrieben wurde“ (Lorenz, a. a. O.). Dieser Autor lehnt die von anderer Seite aufgestellte infektiöse Ätiologie ab und hält die von König (zitiert nach Lorenz, S. 241) ausgesprochene Ansicht für wahrscheinlicher. Letzterer betrachtet Schwielenbildung in der Muskulatur als „die Folge einer konstitutionellen Anomalie, einer dem betreffenden Individuum eigentümlichen Tendenz zur Bindegewebsbildung“ analog der Myositis ossificans. Hierdurch würde auch der Befund von Bindegewebsneubildung schon in frischen Erkrankungsherden der Muskulatur erklärt. (Siehe aber meine oben erwähnte Untersuchung.)

In der Besprechung der klinischen Symptome hebt Lorenz, allerdings, wie es scheint, mehr auf Grund von Publikationen anderer Autoren als eigener Erfahrungen hervor, daß für die

fibröse Myositis die relativ geringe oder fehlende Druckschmerz-
haftigkeit der erkrankten Muskulatur charakteristisch sei; er
führt freilich auch einen Fall an, in welchem kräftige Massage
mit äußerst lebhaften Schmerzen verbunden war. In einer Beobachtung, die ich bei einer gleichfalls an rheumatischem Kopfschmerz leidenden 50 jährigen Frau gemacht habe, und bei der
in der Muskulatur der Arme und Beine zahlreiche Schwielen zu
palpieren waren, waren dieselben äußerst schmerzhaft schon bei
geringem Drucke. Dasselbe Verhalten habe ich bei einer ganzen
Reihe anderer Patienten gemacht, z. B. bei einem jungen Mädchen
im Deltoides und Triceps, bei einem älteren Herrn in den Exten-
soren des Vorderarms, bei einem Reisenden im mittleren Lebensalter im Quadriceps femoris. Dieser Umstand würde also nicht
dagegen sprechen, daß die bei unserer Kopfwehform gefundenen
Verhärtungen, welche fast ausnahmslos sehr druckempfindlich
waren, in die Gruppe der Myositis fibrosa zu rechnen sind. Der
Verlauf, der fast immer günstige Ausgang und die Behandlung
(vor allem Massage) sind dort und hier dieselben.

Ebenso schwierig ist es, sich Klarheit zu verschaffen über die
Natur der Einlagerungen in die Subcutis. Über das, was
die nordischen Autoren nach ihrer klinischen Lokalisation mit
Cellulitis bezeichnen, geben die pathologisch-anatomischen Handbücher, soweit ich sehen kann, keine Auskunft. Es liegt meines
Wissens kein einziger anatomischer Befund vor. Übrigens habe
ich den Eindruck, daß diese Verhärtungen der Unterhaut nicht
immer in einem direkten Zusammenhange mit den Muskelver-
änderungen stehen, da man sie sehr oft in Partien nicht findet,
wo die darunter liegenden Muskeln von Schwielen durchsetzt
sind. Ich habe manchmal daran gedacht, ob es nicht zirkumskripte Erweiterungen von Lymphgefäßen mit sta-
gnierender, eingedickter Lymphe seien, die durch eine
Zirkulationsstörung in denselben bedingt seien. Aber auch hier
ist man versucht, aus der Härte auf eine stärkere Entwicklung
von Bindegewebe, wenigstens in der unmittelbaren Umgebung,
zu schließen. Über diese vielleicht ganz unbegründeten Ver-
mutungen können uns, wie gesagt, nur direkte anatomische
Untersuchungen hinwegbringen.

Was die Entstehung dieser Knötchen anbelangt, so hat es
den Anschein, als ob sie bei hierzu Disponierten durch lokale

Verdunstungskälte erzeugt würden.   Dafür spricht das häufige Vorkommen bei Personen, die stark schwitzen, namentlich im Bereiche des Kopfes, ferner bei Frauen, die den Kopf häufig mit Wasser waschen, ohne für schnelle und hinreichende Trocknung zu sorgen.

Vor einiger Zeit habe ich mit Herrn Koll. Hergenhahn einen Schlosser beobachtet, der solche Knötchen (bis zu Erbsengröße) ausschließlich in der Galea hatte, während die Hals- und Nackenmuskulatur ganz frei war. Er hatte außerordentlich starke Kopfschmerzen. Der Fall interessierte mich deshalb besonders, weil ich schon lange darauf ausging, ein solches Galeaknötchen zur mikroskopischen Untersuchung zu erhalten. Wir schlugen dem Pat. auch vor, sich eine dieser Einlagerungen herausnehmen zu lassen, er wollte aber nur dann darauf eingehen, wenn seine Beschwerden auf andere Weise nicht zu beseitigen wären. Das konnten wir jedoch mit gutem Gewissen nicht sagen. Und in der Tat gingen alle jene Verdickungen auf die von mir ausführlich beschriebene Behandlung mittels lokaler Hitzeanwendung und darauffolgender Massage in 4 Wochen zurück; damit verschwanden auch die Kopfschmerzen.

Zuweilen hört man auch die Behauptung, es handele sich um gichtische (sensu strictori) Einlagerungen, ähnlich den im Ohrknorpel bei der Arthritis urica nachgewiesenen. Meines Wissens ist dieser Nachweis bei der in Rede stehenden Affektion noch von niemandem geführt worden. Auch habe ich bei diesen Pat. niemals einen typischen Gichtanfall am Metatarsophalangealgelenk der großen Zehe beobachtet. Ferner spricht gegen diese Anschauung der Umstand, daß die große Mehrzahl der an dieser Kopfschmerzform Leidenden Frauen und Mädchen sind, die bekanntlich von echter Arthritis urica nur selten befallen werden.

Wie kann man sich nun aus den beschriebenen Veränderungen die heftigen Kopfschmerzen erklären? Ich möchte zunächst gegenüber Möbius (a. a. O.) u. a. hervorheben, daß die große Mehrzahl unserer Kranken über wütende Schmerzen im Kopfe, nicht über Kopfreißen klagten; daß nur einige spontan angaben, sie hätten ihren Sitz im Hinterkopfe. Ja gar nicht wenige von den Patienten wollten es gar nicht glauben, daß diese Stellen die Ursache ihres „Kopfwehs" seien, bis sie sich nach Beseitigung derselben selbst davon überzeugen mußten. Ich habe auch Kranke gesehen, die nur über Schmerzen am Kopfe klagten. Dann handelte es sich aber meistens nur um wenige oder ein einziges der geschilderten Knötchen, namentlich in der Ohrgegend. — Es ist nicht zu bezweifeln, daß die Schwellungen im Unterhautzellgewebe und an den Ansätzen der Muskeln sowie deren Bäuchen einen mechanischen Reiz ausüben müssen auf die in und neben ihnen liegenden Verzweigungen und Endigungen der sensiblen Nerven, und daß der Entzündungsprozeß (?) auch per contiguitatem auf die letzteren selbst oder wenigstens ihr Neurilemm übergreifen kann. Man denke nur daran, daß eine der häufigsten Neuralgien, die Ischias, oft durch Übergang einer Muskelentzündung auf den Nerven zustande kommt. In Betracht kommen hauptsächlich N. trigeminus (Galea, Regiones frontales, parietales und temporales) und die sensiblen Nerven der oberen Cervikaläste, N. occipitalis major und minor. In den Fällen, in denen die tiefer gelegenen Muskeln oder Hautpartien erkrankt sind, müssen die Nn. suprascapulares in Mitleidenschaft gezogen werden. Man wird sich nun vorstellen müssen, daß ein langdauernder Reiz auf eine große Zahl von Quintus-Endigungen in der Kopfschwarte, wie er durch multiple harte Knötchen gesetzt wird, auf das intrakranielle Gebiet dieses mächtigen Nerven, speziell die Nn. recurrentes fortgeleitet wird, deren Reizung, wie wir oben dargelegt haben, höchstwahrscheinlich allgemeine Kopfschmerzen hervorruft. Diese Überlegung erfordert nicht mehr Zwang als die Erklärung der Schläfenkopfschmerzen bei länger dauernder Zahnkaries. Rufen wir uns nun ins Gedächtnis zurück, daß die sensiblen Wurzeln des Trigeminus von der Brücke bis weit ins Halsmark hinabziehen, indem sie allmählich in ihren Endkern eintreten, und daß die Endkerne der Cervikalnerven in ihrer unmittelbaren Nachbarschaft liegen, so werden wir auch unschwer verstehen können, daß ein im Gebiete der sensiblen Cervikalnerven an vielen Stellen bestehender andauernder Reiz (Knötchen oder Schwielen) auf den sich im Gehirn und dessen Häuten ausbreitenden Quintus übergehen kann. Man braucht hierbei meines Erachtens gar nicht einmal die Headsche Lehre von der Ausbreitung eines Reizes auf das ganze Segment zu Hilfe zu nehmen.

Man wird vielleicht einwerfen: Warum rufen andere Reizzustände im Gebiete des Kopfes (Torticollis rheumatica, Occipitalneuralgien usw.) für gewöhnlich keinen Schmerz hervor, der im Innern des Kopfes empfunden wird? Hierauf wäre zu antworten, daß dazu wahrscheinlich ein länger dauernder, lokal ausgebreiteter Reiz gehört, und daß in dieser Hinsicht möglicherweise erhebliche individuelle und auf topographische Verbindungsvarietäten der feineren Nervenfasern zurückzuführende Unterschiede bestehen. Dieses letztere Moment muß eine nicht geringe Rolle spielen. Man bedenke nur, wie relativ gering die Zahl der an Karies der Oberkieferzähne Leidenden ist, die ihren Schmerz im Innern der Schläfengegenden empfinden, gegenüber den Tausenden, die ihn nur am locus affectionis spüren. Ein ganz ähnliches variables Verhalten kommt offenbar auch im Nacken vor. Einige von mir gemachten Beobachtungen sind nur in diesem Sinne zu deuten. Als Beispiele mögen die folgenden gelten:

Vor einer Reihe von Jahren wurde mir von Prof. Hoffa (Berlin) ein 56 Jahr alter hiesiger Kollege (Chirurg) mit der Bitte um Massage der tiefen Nackenmuskeln und Faszie zugewiesen. Der Pat., bisher stets gesund und äußerst leistungsfähig, hatte seit einem Jahre seine Praxis, auch seine Tätigkeit am Kinderhospitale, aufgeben müssen wegen heftigster, immer zunehmender Schmerzen in der Tiefe des Nackens; er konnte sich nicht mehr bücken, auch nicht mehr im Wagen fahren, weil die geringste Erschütterung die Beschwerden bedeutend steigerte. Von einem hervorragenden Chirurgen war ein maligner Tumor der Wirbelsäule, von einer anderen Autorität eine Spondylitis angenommen worden. Der Pat. war inzwischen zum Morphinisten geworden und in einen ganz verzweifelten Zustand geraten. Hoffa hielt die Affektion für eine inveterierte Myitis, Fasciitis, vielleicht auch Desmoitis in der Tiefe des Nackens. Der Kollege empfand seine Schmerzen ausschließlich hier, niemals im Kopfe. Nach vierwöchiger (täglicher), anfangs sehr schmerzhafter, tiefer Massage mit vorhergehender Hitzeanwendung war der Kollege völlig geheilt und nahm seinen Beruf allmählich wieder vollständig auf. Er starb dann 5 Jahre später an den Folgen einer schweren Influenza, ohne ein Rezidiv jener Krankheit erlitten zu haben.

Ein 24 jähriger Friseur hatte seit ca. ½ Jahre wütende Kopfschmerzen im Innern des Hinterkopfes, die oft auch über dem Scheitel empfunden wurden. Er konnte schon seit 2 Monaten nicht mehr arbeiten. Ich konstatierte bei ihm in den Nackenmuskeln und sehr wahrscheinlich auch in der tiefen Halsfaszie schwielenartige Verhärtungen bzw. linsengroße Einlagerungen genau an derselben Stelle wie bei dem erwähnten Kollegen; er lokalisierte seine Schmerzen ausschließlich in das Innere des Kopfes. Nach fünfwöchiger Behandlung (lokale Hitze und Massage) konnte er seinen Beruf wieder aufnehmen.

Im Anschluß an diese pathogenetischen Erörterungen über das vermutliche Wesen des rheumatischen Kopfschmerzes muß ich noch kurz auf einige Publikationen der letzten Jahre eingehen, deren Inhalt und Schlußfolgerungen jede naturwissenschaftliche Selbstkritik vermissen lassen, lediglich auf phantastischen Spekulationen beruhen und die in der Unterscheidung der selbständigeren

Kopfschmerzformen bestehende Verwirrung nur noch zu steigern geeignet sind.

Vor einiger Zeit hat G. Peritz (29) den Versuch unternommen, sowohl die Migräne und ihre Symptome (Skotome, Erbrechen) als auch den neurasthenischen Kopfschmerz auf myogene Veränderungen im Cucullaris und Sternocleidomastoideus, in denen er Druckempfindlichkeit konstatierte, zurückzuführen. Er gibt selbst an, daß sich alle seine Fälle dadurch von der echten Migräne unterscheiden, daß sie im späteren Alter erworben wurden; ferner, daß sie nicht anfallsweise auftraten, sondern ein mehr chronisches Leiden darstellten, und schließlich dadurch, daß in keinem Falle Heredität vorlag. Es unterliegt für mich keinem Zweifel, daß er teils rheumatische, teils auf Arteriosclerosis cerebri beruhende Arten des Kopfschmerzes vor sich hatte, die weder mit der Hemikranie noch mit der Neurasthenie etwas zu schaffen haben. Die den Kopfschmerz bei der Migräne und der Neurasthenie begleitenden Symptome (Schwindel, Erbrechen, Skotome) erklärt er durch die seltsame Annahme, daß sie durch infolge der annähernden Kugelgestalt (?!) des Schädels erklärliche Übertragung von Zug und Zerrung der schmerzhaften Nackenmuskeln auf die frontale Seite des Kopfes zustande kommen oder durch Druckwirkung auf die Nerven (N. V. X. und Sympathicus) oder als kompliziertere Folgeerscheinung wie der Schwindel und das Flimmerskotom. Ich muß bekennen, daß mich solche spekulative, durch nichts begründete und die Kardinaleigentümlichkeiten der Hemikranie einfach ignorierenden Anschauungen bei einem Autor wie Peritz aufs höchste befremdet haben. Dieses Befremden wuchs zum sprachlosen Erstaunen an, als ich von der unter Ps. Leitung entstandenen Dissertation von Aswadurow (30) Kenntnis erhielt. A. kommt zu dem Resultat, daß fast in allen seinen Fällen von Migräne Myalgien im Sternocl. und Cucullaris, ein- oder beiderseitig, bestanden; daß ferner fast in allen (?!) Fällen dauernde Pupillenungleichheit zu konstatieren war und zwar soll die Pupille auf der Seite der ausgesprochenen Myalgien jener Muskeln erweitert oder (?!) verengert gewesen sein. Wenn A. diese Feststellungen, die mit denen der meisten anderen Autoren und den meinigen in schroffstem Widerspruch stehen, gemacht hat, so ist das seine Sache. Wenn er aber weiter behauptet (S. 49), „daß die Sympathicussymptome als eine direkte Druckwirkung des Gangl. cerv. supr. durch die Myalgieen im Sternocleidomastoideus wesentlich anzusehen sind,“ so ist von diesem Satze zunächst zu sagen, daß Peritz ihn wegen seines recht schlechten Deutsch wohl hätte korrigieren können. Es sollte nach den sonstigen Erörterungen A.’s heißen: daß die Sympathicus-Symptome die Folge von Druckwirkungen sind, welche die Myalgien des Sternecleid. auf das Gangl. cervic. suprem. ausüben. Ist es denn Peritz und Aswadurow ganz unbekannt, daß zwischen dem M. sternocleidomast. und dem Sympathicus folgende Gebilde liegen: die V. jugul., der N. vagus und die A. carotis? Wie sollen also Krankheitsprozesse, die im Sternocleid. spielen, durch Druck auf den Sympathicus übergehen? Und dann übersieht P. bzw. A. völlig, daß, selbst wenn dieser unmögliche Druck möglich wäre, dann doch viel häufiger gleichzeitig auch Ex- oder Enophthalmus sowie Erweiterung und Verengerung der Lidspalte vorhanden sein müßte. Unter allen Fällen

A.'s ist aber nur ein einziger (Fall XII), in welchem der Hornersche Symptomenkomplex bestand. Und schließlich könnte es sich bei den „Myalgien" im Sternocleidom. nur um Affektionen handeln, die eine Reizung des N. sympathicus und damit nur eine Erweiterung der Pupille, unmöglich aber eine Lähmung zur Folge haben könnten. Diese Einwände mögen genügen, obwohl noch gar manches über diese Berliner Dissertation zu sagen wäre.

Cornelius (31), der bekanntlich alle möglichen anderen nervösen und neuralgischen Beschwerden durch seine „Nervenmassage" heilen kann, sagt dies auch von „den Kopfschmerzen". Auf eine Differenzierung verschiedener Formen geht er gar nicht ein; für ihn existieren eben nur „Nervenpunkte". Es würde hier zu weit führen, auf die wissenschaftlich ganz haltlosen, willkürlichen Anschauungen C.'s näher einzugehen. Wer sich für sie interessiert, den darf ich wohl auf meine Rezension von Cornelius' Broschüre in Schmidts Jahrbüchern 1910, Bd. 305, S. 108 verweisen.

A. Müller, M.-Gladbach, (32) hat vor kurzem mehrere umfangreiche Arbeiten über den muskulären Kopfschmerz veröffentlicht. Die erste seiner Arbeiten habe ich (26) bereits kritisch beleuchtet. Seine wichtigsten Schlußsätze sind folgende: 1. „Jeder Kopfschmerz, der nicht durch eine organische Erkrankung des Gehirns oder seiner Häute, des knöchernen Schädels, der Halswirbelsäule, der Augen, der Nase, der Ohren oder der Zähne bedingt ist, ist muskulär und beruht auf einer Erkrankung der Hals-, Nacken- und Kopfmuskeln. Muskulär ist auch der Kopfschmerz nach Kopfverletzungen und bei Hemikranie." 2. Die wesentlichste Eigenschaft der Muskelerkrankung, die diesem Kopfschmerz zugrunde liegt, ist nicht „Schwielen"- oder Knötchenbildung, sondern erhöhte Spannung des Muskels, „Hypertonus".

In jener Besprechung habe ich gezeigt, daß A. Müller eine ganz falsche, von allen in der Massage kompetenten Autoren abgelehnte Untersuchungsmethode übt; ferner, daß seine Erörterungen von Widersprüchen und Unklarheiten geradezu wimmeln. Ich darf wohl auch auf diese Besprechung wie auf meine Erklärung zu seiner Entgegnung, die im 44. Bd. der Deutschen Zeitschr. f. Nervenheilkunde demnächst erscheinen wird, verweisen. Diese Widersprüche vermehrt M. neuerdings in der Zeitschrift für klin. Medizin, Bd. 74 um ein Erkleckliches, indem er nunmehr selbst von „Insertionsknötchen und Verhärtungen der Muskulatur" spricht, die er in seiner ersten Publikation (a. a. O.) strikte abgelehnt hatte; da war alles nur „Hypertonus."—Im Vorwort zu seiner Monographie (a. a. O.) gibt M. zwar an, „er habe die Kapitel über Prognose und Therapie im Vergleich zu seiner Arbeit in der Zeitschrift für Nervenheilkunde vollständig umgearbeitet und vervollständigt". Ich kann hiervon leider nichts finden. Man hätte doch im Kapitel „Therapie" eine genaue Angabe seiner Technik, der verschiedenen Griffe und ihrer Reihenfolge erwarten sollen, von denen einzelne, wie er in seiner Arbeit in der Zeitschrift für Nervenheilkunde sagt (S. 288) „vielfach lange Überlegung und ausgiebiges anatomisches Studium erforderten, bis schließlich ein glücklicher Zufall häufig den Weg zeigte." Diese Griffe habe er, so sagt M., „zusammengestellt und sei im Begriffe, sie als Technik der Massage der Muskeln und Gelenke herauszugeben", und verweist wegen der speziellen Ausführung der Massage auf diese Schrift. Von diesem Vorhaben findet sich nichts mehr in der Monographie angegeben. Wie steht es also hiermit? Oder möchte M. seine neuartige Technik als Geheimnis bewahren? —

Der Leser verzeihe mir die etwas scharf ausgefallene Kritik der besprochenen Arbeiten. Allein es kann so nicht weitergehen. Man muß mit Entrüstung dagegen protestieren, daß auf einem praktisch wichtigen Gebiete nur deshalb, weil es experimentell und anatomisch schwierig auszubauen ist, sich eine geradezu bodenlose Spekulation breit macht, die sich überdies nicht scheut, ohne vernünftige Gründe die wenigen, einigermaßen sicheren Fundamente einzureißen. —

Zur Illustration des scharf gekennzeichneten Krankheitsbildes des Knötchen- und Schwielenkopfschmerzes seien folgende ganz reine Beobachtungen mitgeteilt:

A. Zwei schwere Fälle bei Frauen im mittleren bis höheren Lebensalter.

1. 56 jährige Kaufmannswitwe. Seit 12 Jahren an heftigen Kopfschmerzen leidend, welche in Amerika, wo die Pat. in einem ziemlich rauhen Klima wohnte, begannen. Die Schmerzen waren schon oft wochenlang anhaltend äußerst heftig; dann kamen wieder kürzer dauernde bessere Zeiten, besonders im Sommer; ganz schmerzfrei war sie eigentlich niemals gewesen. Richtige Anfälle werden nicht berichtet. Der Sitz der Beschwerden war im Anfang des Leidens vorwiegend der Scheitel und das Hinterhaupt; seit ungefähr 4 Jahren der ganze Kopf, der ihr oft förmlich auseinanderzubersten droht. Aber auch jetzt noch strahlen die Schmerzen nach dem Nacken und Rücken aus. Kalte Umschläge hatte sie nie vertragen, Einwickelung des Kopfes tue gut; sie müsse sich vor Erkältung besonders in acht nehmen. Zeitweise habe sie auch drückende, reißende Schmerzen auf der Brust und im rechten Oberschenkel. Seit ungefähr 3 Monaten schlafe sie nachts höchstens 1—2 Stunden, dann wache sie mit furchtbaren Schmerzen auf, von denen sie nicht genau angeben könne, wo sie beginnen. Sie müsse dann unter allen Umständen das Bett verlassen, da sie nur hierdurch etwas Linderung erfahre. Kein Erbrechen, selten etwas Übelkeit, nie Flimmern vor den Augen. In den letzten Wochen habe sie sowohl bei Tag wie bei Nacht sehr häufig Phenacetin und Antipyrin genommen, welche ihr immer einige Erleichterung verschafften. Jetzt (8. Dezember 1896) könne sie aber nicht mehr so weiter existieren. Ihr Appetit sei sehr schlecht geworden, sie habe erheblich an Körperfülle abgenommen und sei unfähig ihre Geschäfte zu besorgen. (Pat. besitzt mehrere Mietshäuser). — Die bisherige Behandlung bestand in 6wöchentlichem Elektrisieren des Kopfes im vorigen Jahre (anscheinend Galvanisation), welches ganz erfolglos gewesen sei; in Amerika habe sie zeitweise auch Morphium bekommen, welches sie aber seit 2 Jahren nicht mehr nehme. — Sie wisse bestimmt, daß ihre Eltern nicht an Kopfschmerzen gelitten haben; auch seien ihre Geschwister nicht mit diesem Übel behaftet. Sie selbst habe vor Beginn des Leidens und auch sonst nicht eine schwere Krankheit durchgemacht, sie habe keine Mißfälle gehabt, ihre 4 erwachsenen

Kinder seien gesund und litten nicht an Kopfschmerzen. Bis zu ihrem 40. Jahre habe sie so gut wie nie etwas mit diesem Leiden zu tun gehabt.

Stat. praesens: Blasse, kleine, kränklich aussehende Frau. Die Untersuchung des Nervensystems (Pupille, Augenhintergrund, Patellarreflexe usw.) ergibt nichts Krankhaftes. Der II. Aortenton etwas akzentuiert, sonst am Herzen nichts Besonderes. Urin frei von Eiweiß und Zucker. — Die Untersuchung des Kopfes ergibt folgendes: Unterhalb des linken Proc. mastoideus und nach innen von ihm eine ungefähr haselnußgroße, sehr harte, äußerst druckempfindliche Stelle im M. cucullaris, welche man vom Muskel nicht abheben und nur mit ihm zugleich verschieben kann. Im rechten M. sternocleidomast. im oberen Drittel eine flache, zirka fünfpfennigstückgroße ähnlich beschaffene Stelle. In beiden Parietalregionen zahlreiche linsen- bis bohnengroße, sehr resistente, kaum verschiebliche Einlagerungen, welche sämtlich äußerst druckempfindlich sind. Mitten auf dem Scheitel ist eine ungefähr zehnpfennigstückgroße, etwas weichere Stelle, gegen die sich normal anfühlende Nachbarschaft gut abgrenzbar, welche nur wenig schmerzhaft auf Druck ist. — An Stirn- und Schläfengegenden ist nichts Besonderes zu palpieren. — Dagegen fühlt man im oberen Teil der linken Mamma mehrere kirschkerngroße, offenbar subkutan gelegene Knötchen, bei deren Berührung Pat. lebhaften Schmerz äußert. In der übrigen Thoraxwand ist nichts ähnliches zu finden. Im rechten M. rectus femoris, ungefähr in der Mitte, ist eine zirka mandelgroße druckempfindliche Schwiele, in dem Schlitz zwischen Quadratus femoris und Adduktoren sind mehrere linsengroße subkutane druckschmerzhafte Knötchen abzutasten.

Verlauf: In den ersten 4 Wochen der Behandlung (Massage, unmittelbar vorher Leinsamenumschläge, tägliche Sitzungen; Stuhlregulierung) keine Änderung des Zustandes. Von der 5. Woche ab deutliche Besserung, obwohl die Verkleinerung der beschriebenen Stellen am Kopfe recht langsam vor sich geht. Kann ohne Arzneimittel auskommen. Mitte März waren die Infiltrationen nicht mehr zu fühlen. Geheilt entlassen nach 3½ monatlicher Behandlung. — Die Brust und beide Oberschenkel habe ich von einer Masseuse behandeln lassen. Die kranken Stellen waren wohl verkleinert, aber nicht beseitigt, die Schmerzen noch nicht ganz behoben. Pat. wollte sich hier weiter massieren lassen. 5 Jahre später erklärte mir die Pat. persönlich, sie habe in der ganzen Zwischenzeit keine Kopfschmerzen mehr gespürt, wohl aber noch öfters Schmerzen in der Brust und in den Beinen. Sie war mir noch sehr dankbar.

2. 44 jährige Metzgersfrau. Seit einem Jahre heftige Schmerzen im Kopf, besonders im Hinterkopf und im Nacken; bei Steigerung der Beschwerden tut der ganze Kopf bis in die Stirn weh; dieselben beginnen nie vorn. Sie bestehen fast ständig. Regelmäßig sind sie in der Frühe beim Erwachen da und wecken sie auch oft nachts; die Dauer erstreckt sich meist über den ganzen Tag. Sie muß fast beständig im Laden verkaufen und ist dadurch oft dem Luftzug ausgesetzt; auch ist der Laden nicht recht warm. Außerdem schwitzt sie von jeher recht stark. In den letzten 2 Monaten habe sie sich so schwach gefühlt, daß sie sich jemanden zur Hilfeleistung habe engagieren müssen. — Keine Heredität, keine Übelkeit, kein Erbrechen.

Keine schwere Krankheit dem Beginn der Schmerzen vorausgegangen. Keine Anhaltspunkte für Lues. Appetit sehr vermindert, Stuhl und Menses in Ordnung. Wärme tut immer gut, Kälte wird gar nicht vertragen. Bei kaltem Wetter und Schnee Steigerung der Schmerzen. In den vergangenen heißen Sommermonaten habe sie wenig zu klagen gehabt.

Stat. praesens: Die Untersuchung des Nervensystems, der Organe der Brust- und Bauchhöhle ergibt nichts Bemerkenswertes. Urin frei von Zucker und Eiweiß. — Einzelne glatte, zirka fünfpfennigstückgroße Knötchen, derb, druckempfindlich hinter beiden Ohren. Mm. cucullaris und sterno-cleidomast. auf beiden Seiten, rechts mehr als links, vom Ansatz bis etwa 4 cm in die Muskelbäuche hinein, sehr resistent und druckschmerzhaft. Rechts- über dem Muskel verschieblich, 2 gut bohnengroße Knötchen. Haut und Muskulatur auch in der Mitte des Nackens derber als gewöhnlich. Alle diese Stellen sind schon bei gelindem Druck sehr empfindlich. In den Gliedern nur selten und vorübergehend geringe Schmerzen. Objektiv ist hier nichts besonderes zu konstatieren.

Verlauf: Beginn der Besserung nach 12 Sitzungen. Nach 27 Sitzungen Heilung bis auf ein Knötchen über dem Proc. mastoid. links, welches noch etwas druckempfindlich ist. Die Pat. spürt aber nur bei Wind und Schnee hier einen geringen Schmerz. Die Starrheit in der Muskulatur ist verschwunden. Sie muß äußerer Umstände halber (der Mann ist erkrankt) die Kur abbrechen, für welche sie höchst dankbar ist. — 2 Jahre später erzählte mir die Frau, sie habe die Kopfschmerzen seit jener Behandlung nur noch ganz selten, namentlich bei großer Kälte, und in sehr erträglichem Grade empfunden. Sie habe ihren anstrengenden Beruf ohne Unterbrechung seitdem ausüben können.

B. Zwei leichtere Fälle bei Frauen im höheren Alter.

3. 58 jährige Witwe. Bis vor 10 Jahren regelmäßige Migräneanfälle kurz vor den Menses, mit Erbrechen. — Seit 6 Wochen „ganz andersartige" Kopfschmerzen, mit welchen sie fast regelmäßig jeden Morgen um 5 Uhr aufwacht, und die dann meist den ganzen Tag über andauern. Sie bestehen im Beginn vorwiegend im Hinterkopf, nach einigen Stunden nehmen sie aber auch in sehr quälender Weise den Scheitel und die Stirn ein. Seit dieser Zeit auch oft Schmerzen im oberen Rücken, welche in den letzten Tagen auf Massage geringer geworden sein sollen. — Pat. läßt sich alle vier Wochen den Kopf erst warm, dann kalt shampoonieren und geht dann gleich wieder aus.

Stat. praesens: Außer einer geringfügigen Dilatation des Herzens nach rechts und etwas dumpfen Tönen (auf welchen Befund wahrscheinlich die bei der Pat. zuweilen auftretenden leichten asthmatischen Störungen zurückzuführen sind), vermehrten harnsauren Salzen im Urin und Gelenkanschwellungen an den Interphalangealgelenken beider Hände ergibt die übrige Körperuntersuchung nichts Bemerkenswertes. — Hinter und über dem rechten Ohre sind mehrere linsengroße, nicht sehr derbe, aber höchst druckempfindliche Indurationen in der Subcutis zu palpieren; in der linken Parietalregion ähnlicher Befund. Die Muskeln des Nackens und der oberen

Rückenpartien fühlen sich deutlich resistenter an als normal; ihre Abtastung ruft Schmerzäußerungen hervor. ˙

Verlauf: Außer strengem Verbot unvorsichtigen Kopfwaschens tägliche Massage durch eine von mir eingeübte und kontrollierte Masseuse. Nach 3½ Wochen völlige Befreiung von der Cephalalgie und den geschilderten objektiven Veränderungen. Nach 2½ Jahren kein Rückfall.

4. 73 jährige Baronin. Früher nie Kopfschmerzen. Wohnt an einem rauhen Winden stark ausgesetzten Orte und in einem freigelegenen Hause. Nach heftiger Influenza im Frühjahr 1901 quälende, seit 3 Monaten anhaltende Schmerzen im ganzen Kopfe, besonders auf dem Scheitel und im Nacken, welche die Nachtruhe rauben und die Pat. ganz nervös gemacht haben. Sie habe schon alles vergeblich zur Linderung versucht. Die allgemeine Körperuntersuchung ergibt außer universeller Arteriosklerose nichts Erwähnenswertes. Keine deutlichen Schwielen oder Knötchen abzutasten, aber ausgebreitete diffuse Starre sämtlicher Nackenmuskeln, die sehr druckschmerzhaft sind. Schon nach den ersten 3 Sitzungen etwas Erleichterung (außer der speziellen Behandlung war strengstes Hüten des Zimmers verordnet worden); völlige Heilung in 3 Wochen. Bis zu ihrem 7 Jahre später an einer Apoplexie erfolgtem Tode kein Rezidiv.

C. Mittelschwere Krankheitsform bei einem Manne im mittleren Alter.

5. 43 jähriger Fabrikant. Ist in seinem Berufe häufigen hochgradigen Temperaturdifferenzen ausgesetzt. — Leicht neurasthenisch, aber bisher ohne Kopfbeschwerden. — Nach einer schweren Influenza (vielleicht aber schon einige Zeit vorher?), welche ihn 6 Wochen ans Bett fesselte, Beginn von heftigen Schmerzen im Hinterkopf und im Nacken, welche bald einen bohrenden, wühlenden Charakter annahmen und sich über den ganzen Kopf ausbreiteten. Er habe oft das Gefühl, als ob die Teile im Schädel so mit Blut gefüllt seien, daß sie ihn zu sprengen drohen. Nachts fast ganz frei; schon gegen Abend Abnahme der Beschwerden. Nie Übelkeit oder Erbrechen. Weder Lues, Potus, noch Nikotinismus nachzuweisen.

Stat. praesens: Nervensystem und übrige Organe anscheinend gesund. — Am Hinterkopf und Nacken in unregelmäßiger Verbreitung eine ganze Reihe linsen- bis erbsengroßer, meist gut verschieblicher, nicht sehr harter und nur mäßig druckempfindlicher Einlagerungen in die Subcutis. Im rechten oberen Splenius und linken Cucullaris (Halsportion, mittleres Drittel) mehrere nicht zusammenhängende mandelkernförmige, im Muskelgewebe liegende, schwielenartige Resistenzen, die bei Abtastung sehr schmerzhaft sind. Sowohl diese Muskeln, als auch die Sternocleidomast. fühlen sich in· toto derber an als normaliter.

Verlauf: Unter Thermophor- und Massagebehandlung, welch letztere nach 14 Tagen bereits von der sich hierzu als sehr brauchbar erweisenden Ehefrau übernommen wird, und in den ersten 3 Wochen bei dem äußerst empfindlichen Pat. zweimal täglich vorgenommen werden muß, tritt nach 5 Wochen völlige Heilung ein. Pat. ist glücklich hierüber, da er schon mit

Bestimmtheit ein schweres Gehirnleiden angenommen hatte. Nach 1¾ Jahren kein Rückfall. Er hat freilich seine Tätigkeit in der Fabrik so eingerichtet, daß er stärkeren Temperaturdifferenzen nicht mehr unterworfen ist.

D. Sehr schwere Erkrankungsform bei weiblicher Person in frühem Alter.

6. 28 jährige Lehrerin. Vater seit 12 Jahren in der Irrenanstalt, angeblich nach Geschäftsverlusten. Pat. selbst bis vor 2 Jahren gesund; damals Venenverstopfung am linken Bein. Exstirpation der Venen. Nie Kopfschmerzen, auch nicht in der Familie. — Vor ½ Jahre wurde sie auf dem Maifest der Schule bis auf die Haut durchnäßt und konnte erst nach mehreren Stunden die Kleider wechseln. Am folgenden Tage heftiger Schnupfen, welcher sich über einen Monat hinzog; er wurde durch mehrere Nasenoperationen beseitigt. Dann (jetzt vor 5 Monaten) begannen, sich immer mehr steigernd, reißende, bohrende Schmerzen, zuerst nur in der rechten Kopfseite, bald aber sich über den ganzen Kopf ausdehnend und nach dem Nacken zu ausstrahlend. Sie bestehen fast anhaltend Tag und Nacht und sind weder von Übelkeit noch von Erbrechen begleitet. Schlaf sehr schlecht. Sie ist seit 14 Wochen dienstunfähig. Sie hat erst vor kurzer Zeit eine 7 Wochen lange Mastkur ohne jeden Erfolg durchgemacht; es sind ihr wegen ihrer Kopfschmerzen von einem hervorragenden Spezialisten die Stirnhöhle und beide Kieferhöhlen angebohrt worden, die Eröffnung der Keilbeinhöhle war ins Auge gefaßt. — Stuhl, Appetit, Menses normal. Seit zirka 3 Monaten bestehen auch reißende Schmerzen in der linken Brustgegend.

Stat. praesens: Große, kräftig gebaute, etwas blasse, aufgeschwemmte Person. Am Nervensystem und an den inneren Organen ist nichts Krankhaftes objektiv festzustellen. — In den Mm. cucullaris und scalen. postic. rechts sind mehrere kirschkern- bis mandelgroße derbe, sehr druckempfindliche Schwielen, in der Kopfschwarte am Scheitel und in den beiden Parietalregionen sind eine ganze Reihe flacher linsen- bis gut zehnpfennigstückgroßer, meist sehr derber Einlagerungen zu palpieren, bei deren Abgrenzung Pat. lebhafte Abwehrbewegungen macht. Einige große Muskelschwielen in den Interkostalmuskeln des linken II. und IV. Interkostalraums.

Verlauf: Die mehrfach geschilderte Behandlung führte schon nach 4 Wochen zu einer deutlichen Linderung der Schmerzen. Da aber damit die Verkleinerung der palpabeln Veränderungen nicht in gewünschtem Grade Hand in Hand ging, mußte die Kur im ganzen noch 8 Wochen lang fortgesetzt werden; von der 6. Woche ab fand nur alle 2—3 Tage eine Sitzung statt. Es wurde völlige Heilung erzielt. April 1901 konnte die Pat. ihren Beruf wieder übernehmen und war nach 2 Jahren noch frei von Kopfschmerz geblieben.

E. Zwei Fälle leichteren Charakters bei jungen Frauen.

7. 27 jährige Monteursfrau, im 6. Monat Gravida. Seit 9 Wochen heftige Schmerzen bei Tag und bei Nacht, besonders im Hinterhaupt und Genick, in den letzten Wochen im ganzen Kopfe. Früher nie Kopfschmerzen,

auch nicht in der Familie. Die Frau ist sehr verzweifelt und glaubt, es würde nie mehr gut. Keine Ursache zu eruieren. Schwitzt seit der Schwangerschaft stark. Stuhl, Appetit normal. — In der Subcutis, in der Mitte des Nackens, eine größere Anzahl etwa erbsengroßer, druckempfindlicher Knötchen; einige ungefähr erbsengroße in der Kopfschwarte der Parietalregion. In den Halsmuskeln nichts besonderes zu fühlen. Völlig geheilt nach 20 Massagesitzungen. Sehr dankbar. — Versprach, bei etwaigem Rückfalle wieder in die Poliklinik zu kommen, ist aber nicht wieder erschienen.

　　8. 20 jährige Fabrikantenfrau. Schon als junges Mädchen viel an Kopfschmerzen gelitten, aber nie so heftig und anhaltend wie seit 4—5 Wochen. Kann keine Ursache angeben. Keine Heredität; keine Krankheit vorausgegangen. Die Schmerzen sitzen besonders an den Schläfen, an der Stirn und auf dem Scheitel, weniger im Hinterhaupte. Kein Erbrechen bei den Schmerzen. Schlaf sehr unruhig. Stuhl, Menses in Ordnung. 1 Kind, seit 2 Jahren verheiratet. — Enorme Hyperästhesie der ganzen Kopfhaut, namentlich über beiden Schläfen- und Scheitelbeinen. In der Galea der oberen Parietalregionen und des Scheitels mehrere kleine linsenförmige, sich fast weich anfühlende Resistenzen, bei deren Berührung Pat. lebhafte Abwehrbewegungen macht. Am Nacken und Halse nichts derartiges zu fühlen. — Schon nach 4 Sitzungen deutliche Besserung, dann Verschlimmerung durch Menses. Heilung nach weiteren 13 Sitzungen. Nachricht über das weitere Ergehen der Pat. besitze ich nicht; aber es ist wohl anzunehmen, daß ein etwaiges Rezidiv die Frau wieder zu mir geführt hätte.

F. Schwielenkopfschmerz, vorwiegend in den Schläfen und auf dem Scheitel lokalisiert.

　　9. 36 jähriger Kaufmann. Vor 10 Jahren lungenkrank; nach 3 monatlicher Kur in Falkenstein bis jetzt gesund geblieben. In der Familie keine Kopfschmerzen, aber Tuberkulose. — Vor 7 Jahren heftige Schmerzen im ganzen Kopf und Nacken, von mehrwöchiger Dauer, nach Anwendung von Pulvern vorübergegangen. Dann mehrere Jahre nur hier und da Kopfschmerzen. Seit 4 Jahren öfters wiederkehrend. Seit 5 Monaten heftige Schmerzen in den Schläfen, besonders der linken, in den letzten Wochen auch wieder im Nacken. Zuweilen ein Gefühl wie wenn ein Draht durch Scheitel und Zunge gestoßen würde. Die Schmerzen bestehen wochenlang anhaltend, dann einige Tage besser. Keine eigentlichen Anfälle, kein Erbrechen. Zeitweise Stechen im Scheitel. Beim Kauen empfinde er neuerdings oft Schmerzen, die Schläfenmuskeln „schwellen an." — Zug und Wind verschlimmern die Schmerzen deutlich und erheblich. Pat. hat sehr viel im Freien zu tun (Immobiliengeschäft). Er schwitzt von jeher stark am Kopfe. — Lues und Potus nicht nachweisbar.

　　Stat. praesens: Die linke Regio temporalis, wie sofort zu sehen ist, stark hervortretend; hier besteht eine ziemlich weiche pralle Schwellung des M. temporalis, welche sehr schmerzhaft ist, besonders bei etwas kräftigerem Druck. An der Insertion oben an der Schläfebeinschuppe mehrere derbe linsengroße Knötchen, die ebenfalls schmerzen. Die rechte Temporalgegend auch deutlich, aber weniger, geschwollen, weniger druckempfindlich. In

6*

beiden Parietalgegenden je ein erbsengroßes hartes, verschiebliches Knötchen in der Galea, sehr empfindlich. Am Halse einige kleine Infiltrationen in beiden Cucullarisbäuchen, die aber auch auf Druck schmerzhaft sind. Insertionen an dem Proc. mastoid. und der Linea semicircularis frei. Mitten auf dem Scheitel befindet sich eine zirka talergroße Partie der Haut und Galea im Zustande einer teigigen Schwellung; auch diese Gegend ist höchst druckempfindlich.

Verlauf: Schon nach 14 Tagen leichte Besserung (Aussetzen des Berufs, Leinsamenkataplasmen, zweimalige Massage pro die, durch die von mir eingeübte Frau recht geschickt ausgeführt); kann nach 3 Wochen seinen Beruf wieder aufnehmen, bleibt aber noch in Behandlung, da die Schwellungen noch nicht beseitigt sind.

B. Die Kopfschmerzen bei Erkrankung einzelner Organe.

1. Bei Erkrankungen des Gehirnes.

a) Bei Gehirntumoren.

Der Kopfschmerz ist das konstanteste und deshalb wichtigste allgemeine Symptom der Gehirngeschwulst; diese Häufigkeit ist auch vom Sitze des Tumors ziemlich unabhängig. Jeder andauernde, hartnäckige Kopfschmerz muß den Gedanken an diese Krankheit wecken; er ist ein Signal wie keine andere Krankheitserscheinung. Er wird als dumpf, bohrend oder nagend geschildert und stets in das Innere des Schädels verlegt; die Kranken geben oft an, sie hätten das Gefühl, als ob der Kopf auseinander getrieben würde. Er ist am ehesten dem Migränekopfschmerz zu vergleichen und ist wie dieser häufig von Übelkeit und Erbrechen begleitet. Der Grad des Schmerzes ist gewöhnlich ein außerordentlich hoher, so daß die Kranken nicht selten durch die Unerträglichkeit zum Selbstmorde getrieben werden. Im späteren Verlaufe der Krankheit wird er öfters durch den zunehmenden Sopor nicht so sehr empfunden, aber er verläßt den Kranken meistens auch dann nicht, wie aus dem Stöhnen, dem an den Kopfgreifen und anderen Äußerungen lebhaftesten Schmerzes hervorgeht. Bei Kindern habe ich öfters, auch bei Kleinhirntumoren, bei denen er bei Erwachsenen fast ausnahmslos hochgradig ist, den Eindruck gehabt, daß der Schmerz nicht so intensiv empfunden wird, vielleicht wegen der noch größeren Dehnbarkeit der Schädelknochen; zuweilen ist er aber auch in diesem Lebensalter außerordentlich heftig.

Im allgemeinen besteht dieses Symptom, wie bereits erwähnt, immer, ist im Beginne des Leidens mäßig und nimmt mit den übrigen Erscheinungen zu. In manchen Fällen aber — das ist in diagnostischer Beziehung wohl zu beachten — zeigt er eine ausgesprochene Intermittenz, kann für Wochen und Monate zurücktreten oder nur geringe Beschwerden machen. Dann können die Kranken oft längere Zeit ihrem Berufe nachgehen. Es leuchtet ein, daß dann, namentlich wenn andere Allgemeinerscheinungen, wie z. B. die Stauungspapille oder Herdsymptome fehlen, die Differentialdiagnose gegenüber der Hemikranie recht große Schwierigkeiten bereiten kann. Wenn solche Beobachtungen auch ziemlich selten sind, so möchte ich doch eine eigene, recht lehrreiche mitteilen; sie ist von Max Landau (33) auch anatomisch bearbeitet worden.

Der 29 jährige Kaufmann stammte aus einer schwer belasteten Familie. Der Vater war in einer Irrenanstalt viele Jahre interniert gewesen; die Natur seiner Krankheit war nicht zu ermitteln; er starb an Nephritis. Die Mutter befindet sich wegen hysterischer Psychose, die einzige Schwester wegen Dementia praecox seit einigen Jahren in der hiesigen Irrenanstalt. In der Familie der Mutter in mehreren Generationen schwere Hemikranie.

Im November 1906 traten bei dem Pat., der sich kurz vorher durch einen großen Nagel eine Verletzung am Fuße zugezogen hatte, allgemeine epileptische Anfälle auf, die als Reflexepilepsie gedeutet wurden. Nach Extraktion des Nagels blieb eine tiefe Narbe am Fuße zurück; nach Exzision derselben hörten die Anfälle wieder auf. Im November 1907 begab sich Pat. wieder in ärztliche Behandlung, nachdem er ein ganzes Jahr weggeblieben und seinen Geschäften nachgegangen war. Diesmal klagte er über schwere Hemikranie nach Überanstrengung. Die Untersuchung ergab keinerlei Anzeichen einer organischen Gehirnkrankheit, und der Zustand besserte sich zusehends unter medikamentöser Therapie (Brom, Arsenik) und nach Galvanisation. Wieder ein Jahr darauf, im Dezember 1908, unterzog sich Pat. wegen der gleichen Beschwerden einer mehrmonatigen ärztlichen Behandlung. Nun klagte er auch über Schmerzen am Hinterkopf, und zugleich stellte sich zuweilen Erbrechen ein. Die Untersuchung ergab aber keinen Befund, der zur Diagnose eines Tumors berechtigt hätte; auch fanden sich keine sonstigen Herdsymptome; der Augenhintergrund war normal, die Reflexe (Patellar-) gesteigert, jedoch kein Fußklonus, auch kein Babinski. Keine Pulsverlangsamung.

Im nun folgenden Frühjahr und Sommer 1909 war Pat. so weit gebessert, daß er seinem Geschäfte nachgehen und im Hochsommer sogar Gebirgstouren unternehmen konnte. Er war vollständig frei von Schmerzen bis zum 14. Januar 1910. Da stellten sich plötzlich Schmerzen ein, namentlich im Hinterhaupte; zugleich trat zeitweiliges Erbrechen auf. Die Untersuchung ergab: Kopfbewegungen frei, keinerlei Klopf- oder Druckempfindlichkeit, Pupillen, Augenhintergrund, andere Hirnnerven normal, keine Pulsverlangsamung, Patellarreflexe in gleichem Grade gesteiegrt, kein Fußklonus, kein Babinski. Am 25. Januar stellte sich zum ersten Male deutliches Intensionszittern des ganzen linken Armes, weniger des linken Beines ein. Auf medikamentöse Behandlung trat Besserung ein. Am 31. Januar zeigte sich leichte Ptosislinks, die anderen Augenmuskeln frei, Zunge, Facialis normal. Kopfschmerzen viel besser, Augenhintergrund frei. Das Zittern in der linken Körperhälfte stärker, aber keine Ataxie, auch kein Fußklonus, kein Babinski, keine Pulsverlangsamung, keine Benommenheit. Der Zustand besserte sich so weit, daß Pat. täglich einige Stunden außer Bett bleiben konnte. Am Abend des 6. Februar trat plötzlich der Exitus ein, ehe ich benachrichtigt werden konnte. Wie ich nachträglich ermittelte, soll am Morgen des 6. Februar starkes Erbrechen aufgetreten sein mit Wiederkehr der Hinterhauptschmerzen. Die Sprache sei undeutlich gewesen; Pat. hätte über Fleckensehen im rechten Auge geklagt. Mittags sollen unfreiwillige Abgänge erfolgt sein. Am Nachmittag besserte sich der Zustand so weit, daß Pat. etwa 3 Stunden vor dem Tod einen Teller Brei zusichnehmen konnte. Gegen 9 Uhr abends soll er plötzlich tot im Bett umgesunken sein.

Das Charakteristische des Falles sind die drei, fast je ein Jahr dauernden Remissionen, die einer vollständigen Heilung aufs Haar glichen. Und selbst während der letzten, etwa 3 Wochen dauernden Erkrankung, und sogar am letzten Tage, unmittelbar ante exitum tritt eine wesentliche Besserung ein. Bezeichnend ist ferner der Mangel jeglicher psychischer Erscheinungen sowie das Fehlen irgendwelcher Hirndrucksymptome, die an Tumor denken ließen. In Anbetracht der in der Familie der Mutter herrschenden schweren Hemikranie wurde daher die Diagnose auf Hemikranie gestellt (man konnte daran denken, daß sie hier ein Äquivalent der Epilepsie war). Erst als zwei Wochen ante exitum die erste Reizerscheinung in Form eines Intensionszitterns der linken Körperhälfte sich manifestierte, wurde der Verdacht auf Tumor rege und mit Wahrscheinlichkeit eine Geschwulst in der Gegend des rechten Thalamus, die sich vermutlich noch weiter nach vorn erstreckte, angenommen. Die Sektion ergab ein diffuses Gliom des rechten Stirnhirns mit ausgedehnten Erweichungen, die sich bis in das rechte Corpus striatum erstreckten.

Häufiger schon wechseln stunden- und tagelange Intervalle mit ebensolange dauernden Perioden heftigster Schmerzen. Dann tritt auch das Erbrechen, zuweilen auch die Pulsverlangsamung, mit den Schmerzen in Anfällen auf. Diesen Wechsel kann man besonders bei Tumoren der hinteren Schädelgrube beobachten, wohl deshalb, weil sie mit einem in seiner Stärke schwankenden Hydrocephalus einherzugehen pflegen. Heftigere Kopfschmerzen ebenso wie profuses Erbrechen wird in diesen Fällen öfters auch durch Lagewechsel hervorgerufen. Alle Momente, die den Blutzufluß zum Gehirne vermehren, psychische Erregungen, Genuß von Alkohol usw., oder solche, die eine, wenn auch nur vorübergehende nervöse Stauung mit sich bringen, Pressen beim Stuhl, Husten, Nießen, Bewegungen, Erschütterungen können den Schmerz bedeutend steigern. Die Kranken ziehen es deshalb meistens vor, ganz still zu liegen.

Nur äußerst selten fehlen die Kopfschmerzen während des ganzen oder eines großen Teiles des Krankheitsverlaufes. Es ist zuweilen bei kleineren Geschwülsten der Fall, die infolge ihrer Lokalisation so prägnante Herdsymptome machen (z. B. Zentralwindungen), daß sie zur Operation gelangen, ehe sie eine beträchtlichere Größe erreichen.

Was den Sitz des Kopfschmerzes anbelangt, so wird er gewöhnlich im ganzen Schädel diffus empfunden. In manchen Fällen bevorzugt er für kürzere oder längere Zeit bestimmte Regionen. So wird er bei Kleinhirntumoren recht oft in der Stirne geklagt (auch besteht hier zuweilen ausgesprochene Druckempfindlichkeit an den Austrittsstellen der Nn. supra- et infraorbitalis); bei Geschwülsten im Vorderhirn umgekehrt im Hinterhaupte. Man hüte sich aber, aus diesen Angaben zu bestimmte lokaldiagnostische Schlüsse zu ziehen. Nur dann, wenn andauernd der Sitz der spontanen Schmerzen mit der lokalen Klopf- oder Druckempfindlichkeit übereinstimmt, wächst die Wahrscheinlichkeit, daß unter dieser Stelle der Tumor zu finden ist, besonders, wenn man hier auch noch tympanitischen Schall (Scheppern) bei Perkussion nachweisen kann. Aber auch wenn alle diese Zeichen zusammentreffen, kann man sich täuschen, wie ich in einem Falle erleben mußte, in dem die rechte hintere Schädelgrube operativ bloßgelegt wurde, während der Tumor vom Vorderhorn des rechten Seitenventrikels ausging und in den rechten Stirnlappen hineingewachsen war. Vorsicht in dieser Beziehung ist demnach dringend geboten.

Die Differentialdiagnose gegenüber dem Migränekopfschmerz kann, wie oben erwähnt und an einem Beispiele gezeigt wurde, dann Schwierigkeiten bereiten, wenn der Schmerz auch bei dem Tumor in Intervallen auftritt und sonstige Allgemeinsymptome, namentlich die Stauungspapille, sowie Herdsymptome lange Zeit fehlen. Verwechslungen mit dem neurasthenischen Kopfdruck können, schon wegen der meist geringen Intensität des letzteren, bei dem rheumatischen bei sorgfältiger Anamnese und genügender lokaler Untersuchung kaum vorkommen. Immerhin versäume man, wenn irgendwelche Zweifel auftauchen, niemals die Untersuchung des Augenhintergrundes, auch wenn nicht im geringsten über Sehstörungen geklagt wird. Die Tumorkranken bleiben, besonders im Anfang der Optikusveränderung häufig frei von jeglicher Beschwerde im Sehen; andererseits werden sie auch nicht selten hierdurch zunächst belästigt und suchen deshalb zuerst den Augenarzt auf. Aber auch wenn eine Papillitis festzustellen ist, so bedenke man, daß sich die Kombination von Kopfschmerz mit Stauungspapille, bzw. Neuritis optica, auch bei folgenden Affektionen, allerdings nur selten, darbieten kann: hochgradiger Chlorose (namentlich in Verbindung mit Thrombose des Sinus longitudinal. sup.), Nephritis, multipler Sklerose und chronischer Bleivergiftung. Bei allen diesen Affektionen werden aber die anderweitigen pathognomonischen Erscheinungen bald zur richtigen Diagnose führen.

Was die Prognose und die Therapie anbelangt, so sind sie selbstverständlich dieselben wie die des Gehirntumors. Von der Sicherheit der Lokaldiagnose und der operativen Zugänglichkeit hängt hier alles ab. Ist der Tumor nicht bestimmt zu lokalisieren, was bekanntlich noch häufig genug vorkommt, oder nicht oder nicht ganz zu entfernen, so kommt die dekompressive Trepanation in Frage. Durch diese Palliativoperation gelingt es oft, den Kopfschmerz wie auch die anderen Allgemeinsymptome für längere Zeit zu beseitigen oder erheblich zu lindern. Lag nur ein sog. Pseudotumor cerebri vor, bei dem diese Erscheinungen identisch sind mit denen des wirklichen Tumors, so kann man durch jenen Eingriff die völlige Heilung erheblich beschleunigen.

Nach den früheren pathogenetischen Erörterungen braucht hier nicht noch einmal betont zu werden, daß der Kopfschmerz bei den Hirngeschwülsten durch intrakranielle Drucksteigerung bedingt ist. Sie ist die Folge des Mißverhältnisses zwischen Schädelkapazität und dem um den Tumor sowie den Hydrocephalus extern. und oft auch internus vermehrten Hirnvolumen. Hierdurch entsteht eine erhöhte Spannung der Dura und eine mechanische Reizung der in ihr endigenden Verzweigungen der Nn. recurrentes des Trigemins. Wahrscheinlich wird diese Irritation noch gesteigert durch zirkulatorisch bedingte Ernährungsstörungen in den Vasa nervorum, die wohl mit der Zeit gleichfalls als mechanische Wirkung des erhöhten Druckes zustande kommen. —

b) Bei Gehirnabszessen.

Bei allen Formen des Hirnabszesses, den otitischen, den traumatischen und den metastatischen, ist der Kopfschmerz eines des frühesten und konstantesten Symptome. Seine Intensität kann hier von geringfügigen bis zu den höchsten Graden wechseln. Im ganzen ist er nicht von einer solchen Heftigkeit und Hartnäckigkeit wie beim Hirntumor; er kann aber auch längere Zeit hindurch das ganze Krankheitsbild beherrschen, wie ich das wiederholt bei traumatischen Abszessen im rechten Stirnlappen beobachtet habe. Im allgemeinen ist sein Sitz und vor allem die örtliche Druck- und Klopfempfindlichkeit des Schädels eher zur Lokalisation des Abszesses als zu der des Tumors zu verwerten; namentlich bei den selteneren subduralen abgekapselten Formen. Er wird gleichfalls gesteigert durch alles, was vermehrten Zufluß zum oder Stauung im Gehirne verusacht. —

Ist der Kopfschmerz von Fieber, besonders intermittierendem begleitet, so spricht das sehr für Hirnabszeß, da diese Symptomenverknüpfung sonst fast nur bei einigen Formen der Meningitis (s. unten) vorkommt. Bei dieser Affektion bestehen aber meistens andere diagnostisch ziemlich eindeutige Erscheinungen, wie Nackenstarre, allgemeine Hyperästhesie, Kernigsches Symptom u. a. Fieber braucht aber während des ganzen Verlaufs des Abszesses nicht vorhanden zu sein. Die Papillitis fehlt bei dem Abszeß viel häufiger als beim Tumor; aus ihrem Mangel darf man also hier keinen negativen Schluß ziehen. Auch Herdsymptome werden häufiger vermißt; man muß aber stets sorgfältig nach ihnen suchen. Dies wird dadurch erleichtert, daß man den Sitz bei der häufigsten Form des Abszesses, nämlich dem otitischen, fast nur entweder in den Schläfenlappen oder in das Kleinhirn zu verlegen hat. Ist er im rechten Temporallappen lokalisiert, so kann jedes Herdsymptom fehlen.

Die Diagnose des Hirnabszesses ist im allgemeinen schwieriger als die des Tumors. Sie bleibt immer dann unsicher, wenn keins der bekannten ätiologischen Momente nachzuweisen ist (Ohraffektionen, Kopfverletzungen, primär eitrige Affektionen, namentlich solche der Lungen). Zuweilen wird sie durch eine unter allen Kautelen auszuführende Hirnpunktion erleichtert.

Die Prognose und Therapie richten sich nach dem Grundleiden.

c) Beim Hydrocephalus.

Beim angeborenen Wasserkopf bestehen gewöhnlich keine Klagen über Kopfschmerz, sei es, daß die Kinder ihren Beschwerden keinen deutlichen Ausdruck verleihen können, sei es, daß es wegen der bedeutenden Ausdehnungsfähigkeit der Schädelkapsel zu einer erhöhten Spannung der Dura gar nicht kommt. Letztere Erklärung ist wohl plausibler.

Beim erworbenen Hydrocephalus spielt der Kopfschmerz eine bedeutende Rolle, und zwar sowohl bei dem sog. idiopathischen, dessen Genese in mancher Beziehung noch recht umstritten ist, als auch beim sekundären. Die letztere Form tritt bei verschiedenen akuten Infektionskrankheiten auf (Pneumonie, Typhus); ferner häufiger bei der Tuberkulose analog der Pleuritisexsudation; gar nicht selten auch bei der akuten eitrigen Otitis media. Endlich tritt der Hydrocephalus als einfacher Stauungshydrops in Form der Verlegung der Foramina Monroi und Magen die oder infolge von Druck auf die V. magna Galeni oft zum Hirntumor, auch zum Hirnabszesse hinzu.

Es kann nicht Wunder nehmen, daß der Kopfschmerz um so heftiger zu sein pflegt, je schneller sich die Affektion entwickelt, am stärksten also beim Hydrocephalus acutus acquisitus, der Meningitis acuta serosa (Quincke). Neben dem Kopfschmerz bestehen meistens Schwindel, Erbrechen, Benommenheit, Neuritis optica und cerebrale Ataxie. Das Symptomenbild ist häufig das des Hirntumors, namentlich des Kleinhirntumors; oft genug sind diese beiden Affektionen miteinander verwechselt worden, da die Differentialdiagnose besonders schwierig werden kann, wie jüngst erst Bonhoeffer (32) wieder gezeigt hat. Zur Unterscheidung können noch am ehesten das Fehlen von Herdsymptomen sowie die nicht seltenen Schwankungen in der Intensität der Erscheinungen und die zuweilen beobachteten jahrelangen Remissionen bei dem Hydrocephalus dienen. Aber auch diese Merkmale können versagen. Dann bleiben nur in Intervallen auszuführende Ventrikelpunktionen; führen sie nicht nach einiger Zeit zur Heilung, so wird wahrscheinlich ein Tumor der hinteren Schädelgrube vorhanden sein. — Ebenso wie alle übrigen Symptome kann auch der Kopfschmerz bei dem erworbenen Wasserkopf in seiner Stärke außerordentlich wechseln. Auch gibt es Fälle, in denen bei im ganzen chronischem Verlaufe akute Verschlimmerungen und noch nach Jahren der Tod eintreten können. Andererseits hat Quincke sehr milde Fälle beschrieben, in welchen andauernd nur über Kopfschmerz und Schwindel geklagt wurde, während jegliches objektive Symptom vermißt wurde; dann kann natürlich leicht eine Verwechslung mit Neurasthenie Platz greifen. (Vgl. auch oben den Abschnitt „Migränekopfschmerz".)

d) Bei der Meningitis und Encephalitis.

Bei den verschiedenen Formen der akuten und subakuten Meningitis — die chronischen syphilitischen sollen im Abschnitte Lues cerebri besprochen werden —, der so häufigen Meningitis basilaris tuberculosa, der epidemischen Cerebrospinalmeningitis sowie der eitrigen Leptomeningitis, welche letztere am häufigsten ihren Ausgang von einer Otitis purulenta oder einer Caries des Felsenbeines nimmt, ist der Kopfschmerz eines der frühesten Symptome. Auch in dem sich zuweilen länger hinziehenden Prodromalstadium der infantilen tuberkulösen Meningitis bildet er oft eine Initialerscheinung, die anfangs weniger konstant, dann aber andauernd und in großer Heftigkeit zu beobachten ist. Während der Sitz des Schmerzes bei der purulenten Leptomeningitis oft ein zirkumskripter ist und entsprechend dem Ausgangspunkte des Krankheitsprozesses die Schläfen- und untere Parietalregion betrifft, nimmt er bei der epidemischen und tuberkulösen Form den ganzen Kopf ein und lokalisiert sich mit Vorliebe später auf Hinterhaupt- und Nackengegend. Das begleitende Fieber, die Nackenstarre, die allgemeine Hyperästhesie, die Konvulsionen und die bekannten Symptome von seiten der basalen Hirnnerven (Augenmuskelnerven, Facialis usw.) werden hier bald auf den richtigen Weg führen. Eine gewisse Vorsicht ist in diagnostischer Beziehung gegenüber dem Hirnabszeß wegen des auch bei dieser Erkrankung oft vorhandenen Fiebers geboten. (S. oben!)

Die Pathogenese der meningitischen Cephalalgie ist eine doppelte. Sie kommt erstens zustande durch die Kompression der Duralnerven seitens des Exsudates und dann durch die Steigerung des allgemeinen Hirndruckes, die eine Folge des begleitenden Hydrocephal. extern. und intern. ist. Gar nicht selten tragen zur Erhöhung des Druckes bei der tuberkulösen Meningitis auch größere Tuberkel bei, die ihren Sitz in der Rinde des Groß- und Kleinhirnes haben und in den Subarachnoidealraum durchbrechen.

Auch unter den Prodromen der akuten, nicht eitrigen Encephalitis, die man namentlich im Anschluß an die Influenzaepidemien der beiden letzten Jahrzehnte kennen gelernt hat, ist der Kopfschmerz eine nicht seltene Erscheinung. Er kann keinerlei diagnostische Schwierigkeiten machen, da das sich meistens schnell entwickelnde Krankheitsbild mit Fieber und Lähmungen kortikalen Charakters (Mono-Hemiplegie, zuweilen auch Aphasie) kaum zu verkennen ist, wenn man sich auf positive anamnestische Angaben stützen kann. —

e) Bei der Pachymeningitis haemorrhagica interna (Haematom der Dura mater).

Bei dieser Erkrankung, die gewöhnlich auf chronischen Alkoholismus, hämorrhagische Diathese oder schwere Schädelverletzungen zurückzuführen ist, geht heftiger Kopfschmerz dem häufigen Koma voraus oder folgt ihm. Er ist nicht selten lokal begrenzt, besonders bei Kopftraumen; sein Sitz entspricht dann zuweilen der Stelle der größten Druckempfindlichkeit. Das häufig vorhandene Fieber, die Konvulsionen und die paretischen Erscheinungen, die auf eine Kompression der Hirnrinde hindeuten, müssen bei der nicht leichten Differentialdiagnose, namentlich gegenüber der Meningitis, berücksichtigt werden. Ausgesprochene Remissionen aller Symptome, insbesondere auch des Kopfschmerzes, und die Lokalisation der Lähmungssymptome auf der der Verletzung homolateralen Körperseite (infolge von Contrecoup-Wirkung) können, wie ich in einem auch forensisch schwierig zu beurteilenden Fall erlebt habe, leicht zu Verwechslungen mit hysterischen Symptomenkomplexen führen.

f) Bei der Lues cerebri und cerebrospinalis, sowie bei der progressiven Paralyse.

Sowohl bei der Meningitis gummosa basilaris als auch bei der syphilitischen Konvexitätsmeningitis und der vaskulären Form der Hirnlues, welche Formen sich bekanntlich alle mit der Meningomyelitis spinalis verbinden können, ist der Kopfschmerz eines der frühesten und konstantesten Zeichen. Er bildet nicht ganz selten längere Zeit hindurch das einzige Symptom der Krankheit. Das ist stets zu beachten. Er kann hier außerordentlich hohe Grade erreichen und in förmlichen Anfällen auftreten; er zeigt, wie der Verlauf der Hirn- und Rückenmarkslues überhaupt, einen starken Wechsel. Er exazerbiert nach geistigen und körperlichen Anstrengungen. Er hat außerordentlich oft, wie auch viele andere auf Lues beruhende Schmerzen, nachts eine größere Intensität und tritt nicht selten zu dieser Zeit ausschließlich auf. Diese Eigentümlichkeit aller syphilitischen Kopfschmerzen wird nach meiner Erfahrung noch immer nicht genügend beachtet. Man mache es sich deshalb ein für allemal zum Prinzip, die Kranken in dieser Richtung auszuforschen. Man bedenke jedoch auch, daß das Fehlen der nächtlichen Exazerbation nichts gegen den luetischen Charakter des Kopfschmerzes beweist. Während bei der basilaren Form der Kopfschmerz gewöhnlich den ganzen Kopf einnimmt, nur selten das Hinterhaupt und den Nacken bevorzugt, zuweilen aber auch in die Augen und untere Stirngegend lokalisiert wird, ist er bei der Konvexitätsmeningitis häufig in der oberen Parietalgegend örtlich begrenzt; hier besteht dann recht oft auch eine umschriebene Druck- und Klopfempfindlichkeit. Dasselbe Verhalten habe ich wiederholt bei arteriitischen Prozessen in diesen Regionen festgestellt (Gebiet der A. fossae Sylvii).

In diagnostischer Beziehung hat man ferner nach den für alle Formen der Lues cerebri bzw. cerebrospinalis charakteristischen Herdsymptomen zu suchen, in erster Linie nach dem Argyll-Robertsonschen Zeichen (reflektorische Pupillenstarre bei Erhaltensein der Konvergenzreaktion), dann nach den verschiedenen Herdsymptomen von seiten der basalen Hirnnerven, die bekanntlich alle durch das gummöse Infiltrat geschädigt sein können. Bei der syphilitischen Entzündung der Hirnhäute an der Konvexität beherrschen Rindensymptome (Jacksonsche Anfälle, Mono- und Hemiparesen, Sprachstörungen aphasischen und artikulatorischen Charakters usw., bei größerer Ausbreitung auch psychische Störungen) das Krankheitsbild. Die vaskuläre Form kann einen ganz ähnlichen Symptomenkomplex hervorrufen, der aber zuweilen einen flüchtigeren Charakter zeigt und ganz von der Ausbreitung der endarteriitischen bzw. thrombotischen Prozesse abhängig ist. Bleiben Zweifel über den luetischen Charakter der Erscheinung bestehen, so sind die neueren Untersuchungen des Blutes und des Liquor cerebrospinalis vorzunehmen (Wassermannsche Reaktion, diese beim Liquor namentlich in der Auswertungsmodifikation nach Nonne-Hauptmann; die Prüfung nach Nonne-Apelt auf Globulin; ferner die Untersuchung auf das Vorhandensein von Lymphocytose in der Cerebrospinalflüssigkeit).

Daß die Prognose des Kopfschmerzes bei dieser Krankheit, ebenso wie die der anderen Symptome, von einer gründlichen antiluetischen Therapie abhängt, braucht wohl nicht noch besonders betont zu werden. —

Schon im Abschnitte „Migränekopfschmerz" wurde erwähnt, daß bei der progressiven Paralyse symptomatische Migräneanfälle ziemlich häufig zu konstatieren sind. Diese Kopfschmerzen treten im Prodromalstadium der Dementia paralytica periodisch auf, und zwar gewöhnlich unter dem Bilde der Migraine ophthalmique (mit Flimmerskotom usw.). Solche Attacken sind von der echten selbständigen Hemikranie durch den Beginn im mittleren Lebensalter, durch das Fehlen der Heredität und Familiarität zu unterscheiden. Bei näherer Untersuchung wird man gewöhnlich auch wenigstens eins der übrigen Kardinalsymptome der Paralyse: reflektorische Pupillenstarre, Sprachstörung, Steigerung oder Fehlen der Patellarsehnenreflexe, psychische Anomalien, erstmalig auftretende epileptiforme Anfälle feststellen können. Beim Fehlen dieser Zeichen ist der bei der Dementia paralytica fast ausnahmslos positive Ausfall der Wassermannschen Reaktion im Liquor cerebrospinalis von großem diagnostischen Werte. — Aber auch einfacher Kopfdruck nach Art des neurasthenischen wird im Beginne dieses Leidens nicht selten längere Zeit hindurch geklagt.

Vor kurzer Zeit beobachtete ich als seltene und schwer zu deutende Einleitung einer ziemlich rasch verlaufenden Dementia paralytica heftigste mehrere Wochen andauernde, ausschließlich auf Occiput und Nacken beschränkte, mit geringer Benommenheit einhergehende Kopfschmerzen. Außer dem Babinskischen Zehenphänomen links war keine objektive Veränderung des Nervensystems aufzufinden. Das Nächstliegende war trotz Fehlens einer Papillitis die Annahme eines Hirntumors. Dann folgten hypochondrische Sensationen, abwechselnd mit Euphorie; schließlich verblödete die Kranke, nachdem sich noch reflektorische Pupillenstarre eingestellt hatte. Der Sektionsbefund war der für Paralyse charakteristische. Der ganze Verlauf erstreckte sich über ½ Jahr.

Bei diesen luetischen bzw. metaluetischen Affektionen kommt der Kopfschmerz entweder durch direkte spezifische Erkrankung der Dura oder durch Kompression derselben seitens der entzündeten weichen Häute oder endlich infolge der Schwankungen des intrakraniellen Druckes bei der arteriitischen Form der Hirnsyphilis zustande.

g) Bei der Arteriosclerosis cerebri.

In allen Stadien der Verkalkung der Hirnarterien ist der Kopfschmerz ein beachtenswertes Symptom. Er kommt wohl hauptsächlich dadurch zustande, daß die Herrschaft der regulierenden vasomotorischen Apparate über die unelastischen Gefäßwände des Gehirns und seiner Häute unsicher und unregelmäßig geworden und in den höheren Graden nahezu lahmgelegt ist. Auch muß man berücksichtigen, daß die in den Gefäßen selbst verlaufenden vasomotorischen Nerven durch den atheromatösen Prozeß alteriert sein müssen. Hierzu kommt noch die durch Verengerung der Lumina bedingte Anämie (Ischämie) der betreffenden Gefäßbezirke. Endlich mögen vielleicht auch die Druckschwankungen, die durch die oft gleichzeitig bestehende Herzhypertrophie bedingt werden, die Nervenenden in der Dura direkt reizen.

Der Kopfschmerz kann in den milderen Formen dieser Krankheit lange Zeit hindurch fast als alleinige Krankheitserscheinung bestehen; meistens ist er mit recht hartnäckigem Schwindelgefühl vergesellschaftet, öfters auch mit Abnahme der geistigen Leistungsfähigkeit und mit Gemütsdepression. Er tritt gewöhnlich in der Form des in der Stirne lokalisierten Kopfdruckes auf, der hier einen besonders quälenden und hartnäckigen Charakter annehmen kann. Er kann aber auch zum heftigen Schmerz exazerbieren; ich habe solche Verschlimmerungen hier besonders oft nachts auftreten sehen, obwohl sicher keine Lues im Spiele war; meistens waren dann Überanstrengungen, zu denen auch der Coitus gehört, vorangegangen (siehe auch die oben erwähnten Erklärungsversuche der nächtlichen Exazerbationen).

Von prognostischer und therapeutischer Bedeutung sind die, oft vehementen, Kopfschmerzen, die der Hirnhämorrhagie oder der Thrombose eines Hirngefäßes als Vorboten vorangehen. Auch sie sind oft mit Schwindel, zuweilen auch mit, zunächst noch flüchtigen, Paraesthesien oder Paresen in den Händen oder Füßen verknüpft. Werden diese Vorboten rechtzeitig beachtet, so kann man manchmal durch absolute Ruhe, ableitende Maßnahmen und sorgfältige Regulierung der Lebensweise den Eintritt des schlimmen Ereignisses verhüten oder aufhalten. Gelingt dies nicht, so werden die Kranken auch späterhin noch oft genug im Lähmungsstadium (Pseudobulbärparalyse, Encephalomalacie) von Kopfschmerzen gequält.

Die Differentialdiagnose gegenüber dem neurasthenischen Kopfschmerz, der, wie oben erwähnt, bei längerer Dauer direkt in den arteriosklerotischen übergehen kann, ist, so lange keine Herdsymptome vorliegen, zuweilen gar nicht leicht. An die arteriosklerotische Grundlage einer gegen Ende des 5. Decenniums oder später auftretenden hartnäckigen Cephalalgie muß man stets zunächst denken. Es sind dann das Herz und die palpabelen Gefäße genau zu untersuchen, der Blutdruck ist zu bestimmen; der Urin muß auf Eiweiß untersucht werden. Auch die ophthalmoskopische Prüfung des Augenhintergrundes auf arteriosklerotische Gefäßveränderungen kann zuweilen Aufschluß geben. In einigen Fällen waren mir gleichzeitig bestehende Menièresche Symptome: heftige Schwindelanfälle mit Erbrechen, Ohrensausen und zentral bedingte Schwerhörigkeit, die sehr wahrscheinlich durch arteriosklerotische Veränderungen der A. auditiva int. bedingt ist, diagnostisch wertvoll. Einen solchen Fall (Mann von 65 Jahren) beobachte ich jetzt seit 5 Jahren. Durch eine konsequente diätetisch-medikamentöse Behandlung ist es gelungen, den Pat. seinem Berufe, wenn auch in beschränktem Umfange, zu erhalten und die Kopfbeschwerden ganz erheblich zu reduzieren.

Die Prognose ist wegen des Grundleidens ungünstig; indessen kann man Jahre hindurch bei vernünftiger Lebensweise ein leidliches Wohlbefinden herbeiführen.

Die Therapie hat sich vor allem auf eine sorgfältige Regelung der Lebensweise zu erstrecken. Sobald die Diagnose feststeht, kann nur zielbewußte Energie und Konsequenz in der Behandlung schlimmeres verhüten. Oft ist eine Beschränkung der beruflichen Tätigkeit, zuweilen gänzliches Aufgeben derselben indiziert. Der Genuß von Alkohol und Tabak ist am besten absolut zu verbieten; insbesondere ist die schädigende Wirkung der übermäßigen Nikotinzufuhr auf die sympathischen Gefäßnerven in Zukunft viel mehr zu berücksichtigen, nachdem wir in den letzten Jahren die von diesem Gift drohenden Gefahren besser zu würdigen gelernt haben. Alles, was den Blutdruck zu erhöhen und eine Hyperämie des Gehirnes herbeizuführen geeignet ist, ist strengstens zu vermeiden: vor allem körperliche, geistige und geschlechtliche Überanstrengungen, Aufregungen jeder Art. Heiße Fußbäder (siehe oben!) sind sehr zu empfehlen, ebenso Senfteige in den Nacken oder auf das Brustbein. Eine reichliche tägliche Stuhlentleerung, eventuell mit Hilfe der Bitterwässer, ist unbedingt erforderlich. Der Fleischgenuß ist einzuschränken; für genügenden Schlaf ist stets zu sorgen. Von Medikamenten ist vor allem Jod längere Zeit hindurch in kleinen Dosen zu verabreichen: Kal. jodati 10,0—15,0 : 200,0 morgens und abends 1 Eßlöffel. Sajodin-Tabletten à 0,5; Jodival-Tabletten à 0,3 : 3 × täglich 1 Stück. Auch die Verbindung von Natr. bromat. mit J. K. ist sehr zu empfehlen:

> Natr. bromat. 20,0
> Kal. jodat. 10,0
> Aqu. destill. ad. 200,0
> M. D. 2—3 × täglich 1 Eßlöffel.

Diese Mittel sind am besten 3—4 mal im Jahre 4—6 Wochen hindurch zu nehmen. Ferner hat sich mir in den letzten Jahren Diuretin (Theobromin. natrio-salicylicum), welches oft auch bei arteriosklerotischer Angina pectoris sehr wirksam ist, recht gut bewährt: 2—3 mal täglich 1,0 in Tabletten oder Lösung, 1—3 Wochen lang. — Natürlich werden auch bei diesen ihrer Natur nach langwierigen Kopfschmerzformen die zahlreichen Analgetica und Antineuralgica gepriesen. Kann man bei Exazerbationen nicht umhin, sie anzuwenden, so halte man sich hier an das Antypirin 0,5—1,0, an das Phenacetin 0,5—1,0 oder an das Pyramidon 0,3—0,4. — Kalte Umschläge, für kurze Zeit auch die Eisblase, lindern den arteriosklerotischen Kopfschmerz stets.

Zu warnen ist vor klimatischen Kuren im Hochgebirge und vor Bädern in der See. Leicht bewegte Seeluft (Ostsee) wird gut vertragen, ebenso waldiges Mittelgebirge; bei plethorischen Individuen sind Abführkuren in Kissingen, Marienbad, Homburg v. d. Höhe und ähnlichen Orten anzuraten.

h) Bei Zirkulationsstörungen infolge von Herz- und Lungenkrankheiten.

Alle Affektionen im Bereiche der Brustorgane, die zu einer passiven Hyperämie des Gehirns führen, können mit Kopfschmerzen einhergehen. In Betracht kommen vor allem das Lungenemphysem mit diffuser Bronchitis, die nicht kompensierten Herzklappenfehler, sowie jede chronische Myocarditis mit Stauungserscheinungen. (Die letztgenannten Affektionen können auch durch Hirnembolien Kopfschmerzen verursachen.) Ferner sind hier alle Erkrankungen zu nennen, die eine Kompression der großen Gefäße innerhalb des Thorax oder am Halse erzeugen (Aneurysmen, Mediastinaltumoren, Geschwülste der Halslymphdrüsen, Thrombosen der großen Venen am Halse). Den Rückfluß des Blutes aus den Gehirngefäßen können auch die modernen, meistens zu engen und zu hohen Kragen hemmen. (Sie sollten auch schon deshalb abgeschafft werden, weil die so wichtige Ventilation der Brust und des Halses durch sie gehindert wird, und weil sie zu einer Verweichlichung des Halses führen, die wieder eine erhöhte Disposition für Anginen im Gefolge hat.)

Der Kopfschmerz bei passiver Hyperämie des Gehirns ist andauernd, wird oft als ein starker, den ganzen Kopf einengender Druck empfunden, und steigert sich meist nur dann zum wirklichen Schmerz, wenn die Stauung durch irgendwelche Anlässe rasch zunimmt.

Die Diagnose ist nur möglich, wenn eine der erwähnten ursächlichen Krankheiten vorliegt. Die Prognose und Therapie richten sich nach diesen Grundleiden.

i) Der Kopfschmerz der Hysterischen.

Der typisch hysterische Kopfschmerz ist der sogenannte Clavus hystericus, der hysterische Nagel. Die Pat. klagen über einen besonderen, nagenden Schmerz auf der Scheitelhöhle oder seitlich davon, seltener am Hinterhaupt, an einer dreimarkstück- bis handtellergroßen Fläche; sie geben oft selbst an, sie hätten das Gefühl, ob als ein Nagel in der Schädel hineingebohrt würde. Seine Dauer ist verschieden; er kann Stunden, Tage und Wochen hindurch bestehen. Wie auch die übrigen hysterischen Krankheitserscheinungen wird er namentlich durch emotionelle Vorgänge verschlimmert und ist öfters mit einer ausgesprochenen Hyperästhesie der Kopfhaut und den allerverschiedensten Parästhesien (Prickeln, Brennen, Gefühl des Herabfließens von Wasser usw.) verknüpft. Diese Form des Kopfschmerzes kann auch mit Erbrechen oder Übelkeit, ferner mit einem typischen Flimmerskotom einhergehen. Wahrscheinlich handelt es sich dann um eine Kombination mit der Migräne, die bei Hysterischen nicht selten ist. Eine sorgfältige Anamnese, die sich namentlich auf den Beginn der Erscheinungen zu erstrecken hat, vermag oft das komplizierte Zustandsbild zu erklären. — Auch ein hartnäckiger Hinterhauptschmerz, der bis in die Schläfen und in die Stirne ausstrahlen kann, ist bei Hysterischen öfters zu beobachten. Um diagnostischen Irrtümern zu entgehen, unterlasse man es nie, Occiput und Nacken auf Knötchen und Schwielen zu untersuchen und vergesse auch nicht, daß eine Hysterica einen rheumatischen Kopfschmerz zu ihren übrigen Beschwerden hinzu erwerben kann. Jene Occipitalschmerzen können sich in einzelnen Fällen mit Nackensteifheit, Benommenheit und Delirien verbinden und so das Bild einer tuberkulösen Basilarmeningitis vortäuschen — Pseudomeningitis hysterica. Die Affektion tritt aber meistens anfallsweise auf, entwickelt sich nicht stetig; ferner muß das Fehlen des Fiebers, der Pulsverlangsamung sowie jeglicher Herdsymptome stutzig machen.

Viel häufiger als die neurasthenische tritt die hysterische Cephalalgie neuralgiform auf, und zwar meistens in Gestalt von Neuralgien des N. supraorbitalis und der Nn. occipitales (hysterische Pseudoneuralgien), die zuweilen recht schwierig von den echten Neuralgien zu trennen sind, da auch bei ihnen die typischen Druckpunkte vorhanden zu sein pflegen.

In allen diesen Fällen, sofern sie mittelst der angegebenen Merkmale nicht sicher diagnostisch zu entscheiden sind, untersuche man auch auf die sogenannten hysterischen „Stigmata": Areflexie der Cornea, Anästhesie des Rachens, Hemian- und Hemihypästhesie und berücksichtige die oft phantastische, übertriebene Art der Klagen und die bei längerer Beobachtung oft zu erkennenden hysterischen Charakteranomalien. Schließlich bedenke man, daß der hysterische Kopfschmerz ebenso wie die meisten Erscheinungen dieser oft nicht leicht zu erkennenden Neurose, seiner Pathogenese entsprechend der Suggestiv-Behandlung, sei es in Form der hypnotischen oder der Wachsuggestion, in hohem Grade zugänglich ist. So gelingt es öfters nach Erschöpfung aller möglichen differentialdiagnostischen Kriterien ex adjuvantibus Klarheit zu schaffen.

Eine befriedigende Erklärung für die spezielle Lokalisation des hysterischen Kopfschmerzes als Clavus ist nicht zu geben.

k) Der Kopfschmerz der Epileptiker.

Im Verlaufe der sogenannten genuinen Epilepsie — die organisch bedingten epileptiformen Anfälle sind Symptome von Gehirnleiden, die größtenteils schon besprochen sind (Tumoren, Dementia paralytica, Encephalitis usw.) spielt der Kopfschmerz eine nicht geringe und, wie mir scheint, noch immer unterschätzte Rolle. Als Aura kommt er in Verbindung mit Schwindel in der Form eines dumpfen, diffusen, meist schnell vorübergehenden Schmerzes nicht selten vor; auch kann er hier dem Migräneanfall (mit hemianopischen Störungen) ähnlich sein. Viel häufiger besteht er aber intervallär, und zwar tritt er dann nach meinen Erfahrungen vorwiegend als Stirndruck auf und belästigt die Kranken oft andauernd und in ziemlich hohem Grade. — Die Diagnose hat sich auf die wichtigsten Zeichen dieser Krankheit, namentlich die Krampfanfälle, die Absenzen und die charakteristische Demenz zu stützen.

l) Der traumatische Kopfschmerz.

Jede den Schädel und das Schädelinnere direkt oder indirekt treffende Verletzung kann Kopfschmerzen verursachen. Naturgemäß sind es vor allem die eigentlichen Kopfverletzungen. Aber auch Erschütterungen der Wirbelsäule, z. B. durch heftigen Fall auf das Gesäß, die sich nach dem Schädel fortpflanzen, können solche Beschwerden hervorrufen.

Zu den schwersten Kopfverletzungen gehören vor allem die komplizierten und unkomplizierten Schädelbrüche, die bekanntlich oft mit Knochendepressionen und Absplitterungen der Tabula vitrea einhergehen. Letztere können auch zustande kommen, ohne daß die Weichteile oder der äußere Knochen Verletzungen aufweist. Bei diesen Ereignissen kommt es dann zu direktem Druck auf die Dura, der durch zirkumskripte oder ausgedehnte Blutungen (Hämatome) noch erhöht wird und so zu einer starken Reizung der Meningealnerven führt. Im weiteren Verlaufe bilden sich oft Verwachsungen zwischen Knochen und Dura, oder, wenn der Knochen fehlt, zwischen Weichteilen und Dura oder zwischen dieser und der Arachnoidea bzw. Pia. Es leuchtet ohne weiteres ein, daß diese Adhäsionen bei Bewegungen schon rein mechanisch Schmerzen heftigster Art auslösen können. Dieselben sind meistens umschrieben und durch der Ort der Verletzung bestimmt; zuweilen greifen sie noch auf die nächste Umgebung über; sie sind gewöhnlich andauernd und intensiv und werden durch alle Momente, die den Blutdruck steigern und das Hirnvolumen vermehren (s. oben), verschlimmert.

Auch wenn keine erheblichen Läsionen äußerlich sichtbar sind, und man erst längere Zeit nach dem Trauma untersuchen kann, weisen oft kleine, mit dem Knochen verwachsene Weichteilnarben auf den Sitz des Schmerzes hin; eine umschriebene Druckempfindlichkeit ist dann auch fast stets zu konstatieren. Zur Feststellung des ganzen Umfanges der Läsionen ist stets eine Röntgenuntersuchung anzuraten. Die Behandlung dieser Fälle ist meistens eine chirurgische und besteht in der Entfernung von Knochensplittern, namentlich in solchen der Tabula int., der Lösung von Adhäsionen und in dem zur Verhütung späterer Verwachsungen recht wichtigen plastischen Ersatz von Duradefekten. Näher kann hierauf an dieser Stelle natürlich nicht eingegangen werden. Die Prognose ist immer mit Vorsicht zu stellen, da sich noch nach vielen Jahren Epilepsie hinzugesellen kann.

Aber auch die einfache Gehirnerschütterung, die Commotio cerebri, hat, ohne daß eine Verletzung der knöchernen Hüllen zustande kam, sowohl gleich nach dem Trauma (neben dem charakteristischen Erbrechen und der Pulsverlangsamung) als auch noch längere Zeit nachher, intensive, diffus im ganzen Kopfe lokalisierte Schmerzen zur Folge. Wahrscheinlich kommen sie auf vasomotorischem Wege durch Schädigung des Vasomotorenzentrums in der Oblongata oder auch durch leichte Alterationen der nach manchen Autoren über die ganze Hirnrinde ausgebreiteten, den Blutdruck und die Gefäßweite regulierenden Zentren zustande. Alle Autoren stimmen darin überein, daß, wenn ein Gehirn mit bereits arteriosklerotisch veränderten Gefäßen von einer Kommotion betroffen wird, der Kopfschmerz (ebenso wie noch andere auf vasomotorische Störungen beruhende Erscheinungen, z. B. der Schwindel) eine große Hartnäckigkeit zeigt und oft genug allen therapeutischen Maßnahmen trotzt, offenbar deshalb, weil die so alterierten Gefäßwandungen von der nur mangelhaft funktionierenden Regulierung weniger beeinflußt werden als solche, die ihre volle Elastizität bewahrt haben. Auch bei jüngeren Individuen, die nachweislich erheblichere Kopftraumen erlitten haben, können sich nach langjährigen vasomotorischen Störungen deutliche Veränderungen an den Gefäßen, wie Verengerungen des Lumens, Ektasieen in den Wandungen und ähnliches erst herausbilden. M. Friedmann -(Mannheim) hat aus den wechselnden Krankheitsbildern der traumatischen Neurose den sogenannten „vasomotorischen Symptomenkomplex" herausgehoben. Die Kranken haben dann außer meist permanenten Kopfschmerzen häufiges Schwindelgefühl, besonders beim Bücken oder in die Höhesehen und regelmäßig Intoleranz gegen Alkohol. Läßt man sie einen Gegenstand vom Boden aufheben, so tritt oft eine rote bis blaurote Verfärbung des Gesichtes und Halses ein. Man kann diesen Symptomenkomplex zuweilen auch durch Kompression der Karotiden oder durch Galvanisation des Kopfes hervorrufen oder erheblich steigern. Diese Fälle haben stets einen langwierigen Verlauf, können aber zur Heilung gelangen. Einige Male ist aber noch nach längerer Zeit der Tod unter meningitischen Erscheinungen eingetreten. Es fanden sich dann bei der mikroskopischen Untersuchung die kleinen Hirngefäße, namentlich die der Oblongata, erweitert und mit Blut gefüllt; in den Gefäßwänden sah man Rundzelleninfiltrate, auch waren die Wandungen öfters hyalin entartet.

Der Kopfschmerz bei der traumatischen Neurose, die öfter nichts weiter ist, als eine Rentenkampfneurose, namentlich dann, wenn die geklagten Beschwerden in gar keinem Verhältnisse stehen zu der Geringfügigkeit der Verletzung, oder wenn gar keine Verletzung des Kopfes, sondern die eines anderen Körperteiles stattgefunden hatte, kann ebenso wie viele andere Symptome dieser Unfallnervenkrankheit auf rein psychogenem Wege zustande kommen. Entweder wird das Leiden dann durch einen bei dem Unfalle durchgemachten psychischen Chok (Schreckneurose) herbeigeführt, oder durch den Kampf um die Rente; in vielen Fällen wirken beide Momente zusammen. Die Schmerzen sind dann tatsächlich nicht erheblich; es handelt sich meist um den neurasthenischen Kopfdruck, der oft, wie auch die anderen objektiv nicht zu kontrollierenden Klagen außerordentlich übertrieben wird.

Die Diagnose hat außer der Anamnese die anderen bekannten, so monotonen Beschwerden und die verschiedenen objektiven Symptome der traumatischen Neurasthenie und Hysterie heranzuziehen.

Die Prognose des Kopfschmerzes bei den schweren Formen des vasomotorischen Symptomenkomplexes ist, wie aus dem Gesagten hervorgeht, vorsichtig zu stellen, auch quoad vitam. In den leichteren Fällen wird er meistens auch längere Zeit hindurch dauern. Bei der typischen Neurose bzw. dem Kampf um die Rente ist diese Erscheinung ebenso hartnäckig wie die meisten anderen. Hier hängt die Voraussage vor allem davon ab, ob es gelingt, den Unfallverletzten möglichst bald wieder seiner Tätigkeit zuzuführen. Das ist auch die wichtigste Aufgabe der Therapie bei diesen Formen, während man bei den nach ernsteren Kopftraumen eingetretenen Schmerzen möglichst lange absolute Ruhe walten lassen und im übrigen dieselben Maßnahmen treffen muß wie beim arteriosklerotischen Kopfschmerz.

Der Kopfschmerz bei der Insolation (Sonnenstich), der eine große Heftigkeit annehmen kann, ist in der Hauptsache auf Wasserverarmung und Eindickung des Blutes zurückzuführen und deshalb durch schleunigste Wasserzufuhr per os, per rectum oder subkutan zu bekämpfen.

m) Bei anderen Hirn- und Rückenmarkserkrankungen.

Bei der Hemikranie wurde schon erwähnt, daß auch bei der Tabes (ebenso wie bei der progressiven Paraylse) im Initialstadium vollständige Migräneanfälle auftreten können. Da die Hinterstrangsklerose gewöhnlich im mittleren Lebensalter beginnt, so ist es nicht schwer, echte Migräne auszuschließen. Versäumt man nicht, an die pathognomonischen Symptome der beginnenden Tabes zu denken (lanzinierende Schmerzen, Westphalsches Phänomen, öfters Fehlen der Achillesreflexe, Hypalgesie an den Beinen, Kältehyperästhesie am Rumpf, auch reflektorische Pupillenstarre und leichte Blasenstörungen), so wird man wohl meistens vor unangenehmen Irrtümern bewahrt bleiben.

Sowohl im Beginn als auch im weiteren Verlaufe der multiplen Sklerose besteht häufig Kopfschmerz, der ebenso wie das meistens begleitende Schwindelgefühl auch anfallsweise auftreten kann. Relativ oft habe ich in den letzten Jahren im allerersten Beginne der multiplen Sklerose einen heftigen Kopfschmerz beobachtet, der gleichzeitig mit subjektiven und objektiven Sehstörungen — bald handelte es sich bei den letzteren um Herabsetzung der zentralen Sehschärfe, bald um unregelmäßige, öfters auch zentrale Skotome — auf einem oder beiden Augen einsetzte und meistens auf die Gegend über den Augen beschränkt war, aber stets in das Innere des Schädels verlegt wurde. Die Pat. suchten gewöhnlich den Augenarzt zuerst auf, der dann in der Regel eine retrobulbäre Neuritis mit erheblicher Herabsetzung des Sehvermögens feststellte. Die neurologische Untersuchung deckte in der großen Mehrzahl dieser praktisch wichtigen Fälle eines oder mehrere sichere Zeichen der disseminierten Hirn-Rückenmarksklerose auf, wie z. B. Fehlen der Bauchdeckenreflexe, erhebliche Steigerung der Patellarsehnenreflexe, Fußklonus und das Babinskische Zehenphänomen auf einer oder beiden Seiten, ferner den Gordonschen paradoxen Reflex, d. h. Dorsalflexion der großen Zehe bei Druck auf die Wadenmuskulatur, auch Intensionstremor und Nystagmus. Die Pat. erkrankten meist im Beginne des dritten Lebensdezenniums, und zwar ganz plötzlich aus voller Gesundheit heraus, mit Sehstörungen. Die letzteren gingen gewöhnlich schon nach 1—3—4 Wochen unter einer Hg-Kur oder auch Schwitzkur ganz oder fast ganz zurück, während die objektiven Symptome am Nervensystem manchmal bestehen blieben. Diese Quecksilberkur wurde durchgeführt, nicht weil Anhaltspunkte für Lues vorlagen — die Wassermannsche Reaktion, die regelmäßig vorgenommen wurde, war hier stets negativ —, sondern aus rein ophthalmologischen Gründen. Der Kopfschmerz, der auch hier gewöhnlich mit Schwindel verbunden war, verschwand gleichfalls ziemlich rasch. In einigen Fällen, die wir unter Augen behalten konnten, entwickelte sich nach einigen Jahren das volle Krankheitsbild der multiplen Sklerose. — Diese Beobachtungen, die auf jeden den Eindruck einer akuten Infektion machen — einige Mal wurde auch leichtes Fieber konstatiert — sind natürlich prognostisch recht wichtig. Ihre Bedeutung für die Pathogenese der multiplen Sklerose wird, obwohl schon vor einer Reihe von Jahren Bruns und Stölting und später andere Autoren auf diese Verlaufsart der Krankheit aufmerksam gemacht haben, und obwohl sie nach meinen Erfahrungen häufiger zu sein scheint, als man bisher annahm, noch immer nicht genügend gewürdigt.

Beiläufig sei noch bemerkt, daß Kopfschmerzen auch bei einigen viel selteneren Erkrankungen des Gehirns und Rückenmarks zur Beobachtung gelangen, die hier nicht namentlich aufgeführt zu werden brauchen. Ihre Beurteilung macht wegen der Eindeutigkeit der übrigen Symptome in der Regel keine Schwierigkeiten.

2. Die Kopfschmerzen bei Erkrankungen der Sinnesorgane.

a) Der Augen.

Es kann keinem Zweifel unterliegen, daß der durch Anomalien des Sehorgans bedingte Kopfschmerz oft übersehen und jahrelang falsch beurteilt wird (35). Andererseits darf man auch nicht in den Fehler verfallen, der von augenärztlicher Seite zuweilen begangen wird, jeden Kopfschmerz (sogar viele Fälle von Epilepsie) auf Augenstörungen zurückzuführen.

Die mildeste Form kann auch bei ganz gesundem Auge auftreten, wenn ihm zeitweilig oder länger eine zu intensive Arbeit, namentlich Naharbeit zugemutet wird. Diese Anstrengung muß noch wachsen, wenn das Sehen bei schlechter Beleuchtung stattfindet. Die meisten Menschen werden schon einmal nach langem Lesen, Schreiben, Nähen usw. in der Dämmerung einen dumpfen Kopfschmerz in der Stirne und in den Augen empfunden haben. Die Arbeitsleistung bei diesen Verrichtungen wird vom Akkomodationsmuskel (M. ciliaris, Brückescher Muskel) und den Mm. recti interni, durch deren Funktion die Konvergenz beider Bulbi zustande kommt, vollbracht. Muß die Kontraktion dieser Muskeln unter ungünstigen, durch einen abnormen Bau oder durch vorübergehende pathologische Zustände des Sehorgans bedingten Verhältnissen stattfinden, so wird es zu einer krampfhaften, andauernden Muskelanspannung kommen. Eine übermäßige Innervation wird jene Hindernisse zu überwinden streben. Hierdurch werden, wie bei jedem Muskelkrampfe, sensible Nervenendigungen gereizt; diese liegen in unserem Fall im Bereiche des I. Astes des N. V., des R. ophthalmicus (N. nasociliaris). Der Schmerz wird zunächst auf das Auge beschränkt bleiben; bei Erhöhung und Andauer des Reizes wird er sich dann auf den R. ophthalmicus selbst, auf den aus diesem entspringenden N. tentorii (siehe oben), sowie im weiteren Verlauf auf die anderen Äste des Trigeminus ausbreiten, von denen die die übrigen Partien der Dura innervierenden Zweige abgehen (siehe Einleitung). So kommt es dann zuerst zu Schmerzen in der Stirne und schließlich im ganzen Kopfe. Der Reiz kann auch auf den N. supraorbitalis fortgeleitet werden und verursacht dann typische Neuralgien im Verlaufe dieses Nerven. Wird durch die Innervationsüberanstrengung der intraokulare Druck erhöht, so kann es auch nebenher zu Reizerscheinungen von seiten der Retina, Funkensehen, Flimmerskotom usw. kommen, so daß das Bild der Migräne entsteht. Wird jener Krampf beseitigt, so hören auch die erwähnten Folgeerscheinungen auf.

Welche Anomalien des Auges können nun als Ursachen dieser krampfhaften Innervation angesehen werden? Vor allem die Hypermetropie, die Übersichtigkeit, bei welcher die Akkomodation, namentlich für alle Naharbeiten in höherem Grad angespannt sein muß; mit einer gesteigerten Funktion des M. ciliaris ist aber gewöhnlich eine solche der M. recti interni verknüpft. Bei der Presbyopie, der Altersichtigkeit, sehen wir dieselbe Überanstrengung der Akkomodationsinnervation, zu der es hier, falls Abhilfe nicht geschaffen wird, infolge des Elastizitätsverlustes der Linse kommt. Sehr häufig wird eine erhebliche Überanstrengung der erwähnten Muskeln durch den Astigmatismus, die asymmetrische Krümmung der Hornhaut, veranlaßt, ferner durch die Anisometropie, den verschieden langen Bau beider Augen. Eine Überanstrengung der Mm. recti interni allein findet bei stark Kurzsichtigen, die ihre Myopie nicht korrigieren, statt, ferner bei der sogenannten nervösen (neurasthenischen) Asthenopie, der eine Insuffizienz der Mm. recti int. zugrunde liegt. Letztere kann durch alle die ätiologischen Momente herbeigeführt werden, die zur Neurasthenie führen. Sie kommt auch bei Morbus Basedowii vor. Ferner ist einleuchtend, daß eine angeborene verschiedene Höhenstellung beider Augen, die das Höhenschielen und eine übermäßige Anstrengung der Heber des einen Auges bzw. der Senker des anderen herbeiführt, einen zuweilen recht erheblichen Stirnkopfschmerz, der oft mit Schwindel verbunden ist, zur Folge haben kann. Hierauf hat in neuerer Zeit namentlich Heimann (35) hingewiesen. Eine Gleichstellung beider Augen könnte in diesen Fällen nur so zustande kommen, daß wir isoliert Heber und Senker jedes einzelnen Auges innervierten. Das ist aber nicht möglich. Ob wirklich, wie H. behauptet, eine „große Anzahl von Patienten mit Kopfschmerzen die Sanatorien bevölkert“, die durch Korrektion dieser Anomalie mittels Prismengläser bzw. operativer Verlagerung der betreffenden Muskeln von ihren Beschwerden befreit werden könnte, muß dahingestellt bleiben. Immerhin wird man auch an diese Ursache des Stirnkopfschmerzes denken müssen. Endlich sind noch einige Berufsarten zu erwähnen, bei denen infolge dauernder gleicher Haltung oder sich oft wiederholender Einstellung der Augen nach einer bestimmten Richtung eine Überanstrengung der betreffenden Augenmuskeln und damit Kopfschmerz verursacht wird. Hierher gehören die Bergleute, die infolgedessen oft Nystagmus zeigen, die Korrektoren u. a.

Bezüglich der Diagnose des Kopfschmerzes bei allen diesen Refraktions-, Krümmungs- und Stellungsanomalien des Auges kann man nur den Rat geben, in allen Fällen, in denen die Ursache einer andauernden, hartnäckigen Cephalaea oder Neuralgia ophthalmica nicht mit Sicherheit zu eruieren ist, eine genaue ophthalmologische Untersuchung vorzunehmen bzw. von spezialistischer Seite vornehmen zu lassen. Die Prognose hängt natürlich davon ab, ob die zweckentsprechende Therapie, die in der Verordnung entsprechender Brillen oder in Schieloperationen besteht, eingeleitet wird. Findet diese statt, dann wird der Kopfschmerz in der Regel schnell beseitigt.

Natürlich können auch entzündliche Erkrankungen des Auges durch Übertragung des Reizes Kopfschmerzen, die auch hier in der Regel nur die Stirngegend betreffen, verursachen. Zu erwähnen sind die Conjunctivitis, Keratitis, Iritis und Iridocyclitis sowie die seltneren Tumoren. Ferner ist das Glaukom, dessen Wesen bekanntlich in einer Zunahme des intraokulären Druckes besteht, hier zu nennen. Diese Affektion kann auch, besonders im Prodromalstadium, in dem die Erweiterung und träge Reaktion der Pupille sowie die charakteristische Exkavation der Papilla N. optici öfters noch nicht zu konstatieren sind, diagnostische Schwierigkeiten bereiten. Die begleitenden Augen-, Stirnkopf- und Gesichtsschmerzen können so heftig sein, daß sie das Krankheitsbild beherrschen und eine einfache Ziliarneuralgie vortäuschen können. Man muß sich dann auf die stets vorhandene Steigerung der Bulbustension, das Sehen eines regenbogenfarbenen Ringes um Lichtflammen und auf die typischen Verdunklungen des Gesichtsfeldes stützen. Der Verwechslung mit einem Migräneanfalle, die wegen der entfernten Ähnlichkeit der Photopsien wohl möglich ist, kann man leicht entgehen, wenn man an den gewöhnlich in die Jugend verlegten Beginn der Hemikranie denkt; auf dieser Lebenstufe kommt das Glaukom aber nur ganz ausnahmsweise vor. Das Glaucoma inflammatorium acutum sowie der ausgebildete Prozeß werden zu Irrtümern seltener Veranlassung geben. Daß eine auch nur temporäre Verkennung dieser für das Sehvermögen außerordentlich wichtigen Erkrankung, die durch die richtige Behandlung (Eserin, Iridektomie) leicht zu beheben ist, für den Arzt recht unliebsame Folgen nach sich ziehen kann, braucht nur kurz erwähnt zu werden. **Man mache es sich deshalb zur Regel, bei allen auf das Auge und die Stirngegend beschränkten neuralgiform auftretenden Beschwerden, namentlich dann, wenn sie Individuen jenseits des 50. Lebensjahres betreffen, zunächst an Glaukom zu denken.**

b) Bei Erkrankungen der Nase, ihrer Nebenhöhlen sowie der Zähne.

Die Zeit in welcher man geneigt war, nahezu jeden Kopfschmerz als einen nasalen aufzufassen und als solchen zu behandeln, liegt nicht sehr weit zurück. Man hat allmählich gelernt, sich von diesen Übertreibungen frei zu machen und die Differentialdiognose schärfer zu präzisieren. Heute steht es fest, daß der Kopfschmerz bei Nasenkrankheiten verschiedenster Art ein äußerst quälendes Symptom darstellen und durch seine Heftigkeit und Hartnäckigkeit alle anderen Erscheinungen verdecken kann. Mit dieser Frage haben sich in den letzten Jahren einige gute zusammenfassende Arbeiten von rhinologischer Seite beschäftigt, die wegen ihrer kritischen Betrachtungsweise allgemeiner beachtet werden sollten. Ich erwähne namentlich die von R. Vecken-

stedt (37) und A. Hartmann (38), die ich im Folgenden hauptsächlich berücksichtigt habe.

Daß Nasenerkrankungen Kopfschmerzen verursachen können,
kann denjenigen nicht weiter in Erstaunen versetzen, der daran
denkt, daß das ganze hier in Frage kommende Gebiet ausschließlich
vom I. und II. Quintusaste sensibel versorgt wird. Die aus dem
R. frontalis des I. Astes (N. ophthalmicus) entspringenden Nn.
ethmoidal. ant. et post. innervieren die Schleimhaut der vorderen
Abschnitte der Nasenhöhle, des Septum, der vorderen Siebbeinzellen und der Stirnhöhle, sowie die äußere Haut der Nase bis
zur Spitze und die der Stirn von der Mittellinie lateralwärts bis
zur Mitte des oberen Augenhöhlenrandes. Der II. Ast (N. maxillaris) liefert die N. dentales superiores für den Boden der Nasenhöhle
und die Kieferhöhle; ferner gehen sensible Fasern vom Ganglion
sphenopalatinum nach der Schleimhaut der hinteren Abschnitte
der Nasenhöhle und des Septum, sowie nach der der hinteren
Siebbeinzellen und der Keilbeinhöhle. Diese drei Sensibilitäts-
zonen sind deshalb von Bedeutung, weil ihre Berücksichtigung
Schlüsse auf die Lokalisation von Nasenleiden zuläßt. Im großen
und ganzen deuten nämlich lokale Schmerzen am oberen inneren
Augenwinkel oder über der Augenbraue auf eine Erkrankung
der vorderen Nasenhöhle, der Stirnhöhle oder der vorderen
Siebbeinzellen; Schmerzen in der Tiefe des Kopfes auf eine Erkrankung des hinteren Abschnittes der Nasenhöhle oder der
Keilbeinhöhle, und Schmerzen in der Wange oder in den Zähnen
(bei intaktem Gebiß), die sich nach der Wange oder Nase hinziehen,
auf eine Erkrankung der Kieferhöhle oder des Nasenbodens hin.

Wenn nun auch sowohl diese lokalen als auch neuralgischen Schmerzen auf nasaler Basis strenggenommen nicht
als eigentliche Kopfschmerzen anzusehen sind, so müssen sie hier,
ganz abgesehen davon, daß neben ihnen bei den einzelnen Affektionen Schmerzen im Innern des Kopfes zu bestehen pflegen,
so namentlich bei dem Stirnhöhlenempyem, doch aus diagnostischen Gründen erörtert werden. Die lokalen Schmerzen kommen
fast nur bei den akuten Nebenhöhlenentzündungen vor.
Bei dem akuten Empyem der Stirn- und Kieferhöhle besteht außerdem oft eine so hochgradige, der Lage dieser Höhlen anatomisch
genau entsprechende Druckempfindlichkeit, daß auch ohne
genauere Untersuchung (Durchleuchtung usw.) die Diagnose

leicht zu stellen ist. Bei den akuten Entzündungen des Sieb-
beinlabyrintes und der Keilbeinhöhle ist natürlich eine eingehende
Spiegeluntersuchung und Sondierung erforderlich. Der spontane
Schmerz kann auch nach der Nachbarschaft ausstrahlen, so von
der Kieferhöhle aus nach den Zähnen und der Schläfengegend,
von der Stirnhöhle nach dem Auge und nach der Stirne bis zur
Haargrenze; zu berücksichtigen ist auch, daß der von der Keilbeinhöhle ausgehende Schmerz öfters vorn in die Stirn verlegt
wird. Die meistens außerordentliche Vehemenz des Schmerzes
in diesen Fällen ist außer auf den Druck, den die Trigeminus-
ästchen durch die entzündliche Schwellung der Schleimhaut zu
erleiden haben, auch auf die gleichlalls komprimierend wirkende
Anstauung des Exsudats in den Höhlen infolge Verschlusses
der Ausführungsöffnungen zurückzuführen. — Neuralgiforme
Schmerzen, und zwar im Verlauf der Nn. supra- und infraorbitalis
sowie der Nn. dentales superiores kommen bei den akuten und chronischen Nebenhöhlenentzündungen vor und zwar teils durch
direkte Fortleitung der Entzündung (Perineuritis) auf den an
den betreffenden Knochenwänden vorbeiziehenden Nerven
(N. supraorbitalis, an denen der Stirnhöhle, N. infraorbital. und
Nn. dentales superiores an denen der Kieferhöhle), teils durch
Irradiation auf einen anderen Ast. Dieser letztere Modus
besteht sicher bei der die Entzündung der Highmorshöhle zuweilen begleitenden Neuralgie im Gebiet des N. supraorbitalis;
denn es steht fest, daß sogar intermittierender Stirnkopfschmerz
bei Erkrankungen jenes Hohlraumes vorkommen kann, ohne daß
eine andere Nebenhöhle (Stirnhöhle, Siebbeinlabyrinth) affiziert
wäre.

Der eigentliche, in das Innere des Hirnschädels ver-
legte Kopfschmerz ist mehr oder weniger über den ganzen
Kopf diffus verbreitet. Im Beginne und bei leichteren Affektionen
ist es ein Kopfdruck, ähnlich dem neurasthenischen, der bei
längerer Dauer zu einem dumpfen Schmerz, vor allem in der
Stirne, aber auch in der Scheitel- und Hinterhauptregion anwachsen
kann. Allgemein bekannt ist die hierher gehörige mit der charakteristischen Aprosexia nasalis (d. h. die Unfähigkeit, die Gedanken
zu konzentrieren, die Aufmerksamkeit anzuspannen) verknüpfte
Eingenommenheit des Kopfes bei dem akuten Schnupfen,
die als Prototyp aller derjenigen Kopfschmerzen gelten kann,

welche infolge von entzündlicher Schleimhautschwellung und Verstopfung der Nase entstehen. Ihre Pathogenese ist zu suchen zunächst in der durch diese Nasenleiden herbeigeführten passiven Hyperämie, die sich aus anatomischen Gründen auf das Schädelinnere fortpflanzt. Stehen doch die Venen der Nasenhöhle (Vv. ethmoidales) in ausgedehnter Weise mit denen des Gehirns, der Dura und des Sinus longitudinalis in Verbindung, und kommunizieren doch nach den Untersuchungen von Key und Retzius die nasalen Lymphgefäße durch die Lamina cribrosa hindurch mit dem mächtigen subarachnoidealen und subduralen Lymphsack. So kann es sowohl zu einer Blut- als auch Lymphstauung in der Schädelhöhle kommen. Diese Stauung wird noch dadurch vermehrt, daß bei jedem Atemzug infolge einer Luftverdünnung in der verstopften Seite Blut in die oberen Luftwege angesaugt wird. Ferner wirkt die behinderte oder aufgehobene Nasenatmung dadurch schädlich, daß die Sauerstoffaufnahme in den Blutkreislauf vermindert wird, ebenso die Abgabe der CO_2 und anderer toxisch wirkender Zersetzungsprodukte. So kommt es zu einer Verminderung des Hämoglobins (Anämie oder richtiger Chlorose) im Blute des Gehirns und seiner Häute ebenso wie in dem des übrigen Organismus. Daß diese Folgezustände der Nasenverstopfung durch Arzneimittel nicht behoben werden können, liegt auf der Hand. Sie kommen hauptsächlich zustande durch die besonders im Alter beobachtete Erschlaffung der Nasenflügel, beim chronischen Nasenkatarrh („Stockschnupfen“), der oft zu den papillären Hypertrophien der hinteren Muschelenden führt, den chronischen Entzündungen der Nebenhöhlen, der Hyperplasie der Rachenmandel und der Ozäna; ferner bei den Schleim- und GranulationsPolypen und allen anderen Geschwülsten der Nase. Bei den letzteren kommt es nach meinen Beobachtungen nicht selten schon früh zu deutlicher Hypästhesie auf den Wangen und der äußeren Haut der Nase, namentlich dann, wenn diese Tumoren von der Fossa spheno-palatina ausgehen. Es unterliegt auch keinem Zweifel mehr, daß Verbiegungen und Verdickungen des Septum, oft durch Traumen entstanden, knöcherne Leisten und Dornen desselben, sowohl allein für sich als in Verbindung mit den eben erwähnten Affektionen, wenn sie zu einer Verengerung der Nasengänge und zu einer Berührung der Nasenscheidewand mit den Muscheln führen, Kopfschmerzen der geschilderten Art erzeugen können. In selteneren Fällen treten die letzteren außer durch die geschilderten Zirkulationsstörungen reflektorisch auf, meistens nur bei allgemeiner Hyperästhesie, wie sie dem Krankheitsbild der Neurasthenie eigen ist. Hier kann der Reiz von jeder Stelle der Nase ausgehen; es besteht dann gewöhnlich schon eine beträchtliche Hyperästhesie bei Sonderberührung; prädisponiert hierfür ist das nervenreiche Tuberkulum septi, von welchem aus bekanntlich auch Asthmaanfälle ausgelöst werden können.

Da zwischen Nasenschleimhaut und Genitalorgan innige Beziehungen bestehen und bei der Menstruation (wie auch bei starken geschlechtlichen Erregungen) eine durch das Nervensystem vermittelte hyperämische Schwellung der Nasenschleimhaut oft beobachtet ist, so ist die Vermutung nicht von der Hand zu weisen, daß die so häufig zur Zeit der Menses eintretende Verschlimmerung von Kopfschmerzen verschiedener Genese und das periodische Auftreten von Migräneanfällen vor oder während der Regel wenigstens teilweise eine Folge dieser Nasenverstopfung sein könnte. Man wird auch zugeben müssen, daß die hemikranische Anlage — auch abgesehen von jedem Konnex mit den Geschlechtsorganen — durch jeden zur Nasenverstopfung führenden Krankheitsprozeß auf dem geschilderten Wege per contiguitatem manifest werden kann. Das zeigt auch die klinische Erfahrung.

Die Kopfschmerzen, welche durch intrakranielle Komplikationen von eitrigen Prozessen der Nebenhöhlen, namentlich der Stirn- und Keilbeinhöhle sowie der Siebbeinzellen, bedingt werden, entsprechen den bei dem Hirnabszeß und der Meningitis geschilderten.

Anhangsweise sei noch erwähnt, daß Päßler auf dem Kongreß für innere Medizin 1911 von andauernden Kopfschmerzen berichtet hat, die er bei chronisch follikulärer Angina beobachtete, und die mit neurasthenischen Erscheinungen (leichter Ermüdbarkeit, Störungen des Einschlafens) einhergehen und nachts mit Schweißausbruch endigen sollen. Er empfiehlt gegen diese Form der Cephalea die Radikalexstirpation der Tonsillen.

Was die Diagnose des nasalen Kopfschmerzes anbetrifft, so ist außer den bereits erwähnten Hinweisen folgendes zu berücksichtigen. Am leichtesten ist seine Erkennung bei den charakteristischen lokalen, topalgischen Schmerzen, die mit ausgeprägter Druckempfindlichkeit einhergehen. Größere Schwierigkeiten bereitet der neuralgiforme Schmerz. Hier sind als die häufigsten Ursachen des typischen Tic douloureux: die Malaria, der Gelenkrheumatismus, das Senium und vor allem die Influenza ins Auge zu fassen. Die letzterwähnte Erkrankung ist deshalb von besonderer Bedeutung, weil nach ihr sowohl Nebenhöhlenentzündungen als rein neuritische Neuralgien häufige Vorkommnisse sind; darum kann meist nur eine sorgfältige spezialistische Untersuchung die Entscheidung bringen. Die von rhinologischer Seite aufgestellte Behauptung, jede nach Iufluenza auftretende Neuralgie im Bereiche des N. V sei eine Folge einer akuten Nebenhöhlenentzündung, schießt weit über das Ziel hinaus; davon kann keine Rede sein, wie schon aus der häufigen Beseitigung dieser Neuralgien mittels einfacher antineuralgischer Behandlung hervorgeht, die auf die Nase gar keine Rücksicht nimmt. — Die Unterscheidung von der Migräne ist immer leicht, wenn man bei letzterer an Heredität und den Beginn in der Jugend denkt und sich vergegenwärtigt, daß Erbrechen und sonstige Auraerscheinungen bei dem nasalen Kopfschmerz nicht zu beobachten sind.—Da, wie wir bereits sahen, entzündliche Augenerkrankungen mit Kopfschmerzen einhergehen können, da ferner, wie wir jetzt wissen, Affektionen der Nase und ihrer Nebenhöhlen das Sehorgan, namentlich den Sehnerven (Neuritis retrobulbaris) erheblich in Mitleidenschaft ziehen können, so zwar, daß die Kranken zuerst den Augenarzt konsultieren, so ist hier große Vorsicht geboten, wenn man den Irrtum vermeiden will, die sekundäre Wirkung zu behandeln statt der Ursache. — Einer Verwechslung mit dem rheumatischen Kopfschmerz entgeht man am ehesten, wenn man die Muskeln des Nackens und die Galea vorsichtig abtastet. Auch ist im ganzen der Beginn der nasalen Kopfschmerzen im Hinterhaupt, wie er für den Knötchen- und Schwielenkopfschmerz die Regel darstellt, recht selten. Einen schweren in dieser Beziehung begangenen Irrtum illustriert die oben mitgeteilte Krankengeschichte (D 6) einer Lehrerin. — Die größten diagnostischen Bedenken können sich wegen der Ähnlichkeit des nasalen Kopfschmerzes mit dem neurasthenischen ergeben. Bei beiden handelt es sich meistens um Kopfdruck. Hier kann nur eine sorgfältige Anamnese und bei dem geringsten Zweifel die spezialistische

Untersuchung des Naseninneren, besonders der Stirnhöhle, Aufschluß geben. Man vergesse auch nicht, nach Ausfluß aus der Nase, nach Verstopfung einer oder beider Nasenhälften und nach Geruchsstörungen zu fragen und zu suchen. — Es ist auch dringend notwendig, an die Möglichkeit einer Kombination des nasalen Kopfschmerzes mit jeder anderen Form der Cephalea zu denken. In diesen Fällen wird nach Behebung des Nasenleidens der Kopfschmerz weiter bestehen bleiben oder bald wiederkehren. Auch das ist ausdrücklich zu betonen (Veckenstedt a. a. O.), daß der Kopfschmerz im Symptomenbild der Nasenerkrankungen, auch der schwersten, völlig fehlen kann, und daß lang bestehende Entzündungen und Geschwülste durchaus schmerzfrei verlaufen können. Deshalb soll man sich hüten, jeden positiven Befund in der Nase als Ursache eines gleichzeitig bestehenden Kopfschmerzes anzusehen.

Die Prognose des nasalen Kopfschmerzes hängt von der frühzeitigen Erkennung und einer sachgemäßen Therapie ab, die oft eine operative ist und in der Regel schnell Erfolg bringt.

Bei Erkrankungen der Zähne können außer örtlichen Schmerzen Neuralgien im Verlaufe des N. maxillaris und des N. mandibularis auftreten. Sind die Oberkieferzähne, namentlich die Molares, betroffen, so besteht gar nicht selten ein heftiger, dumpfer auch bohrender Schmerz in der entsprechenden Schläfe, der oft mit anderen Kopfschmerzformen verwechselt wird. Deshalb vergesse man, wenn über einen Schmerz von dieser Lokalisation geklagt wird, nie eine Untersuchung der Zähne. Das Übersehen dieser so leicht zu beseitigenden Ursache bei dem Schläfenkopfschmerz ist natürlich eine recht unangenehme Sache. Man muß sich auch daran erinnern, daß nicht nur Zahncaries, die ja ohne weiteres sichtbar ist, sondern auch bei intakter Oberfläche Pulpaerkrankungen neuralgische und Schläfenkopfschmerzen bedingen können. Diese Affektionen, die mannigfache Ursachen haben können, erkennt man daran, daß der Zahn bei Beklopfen schmerzhaft ist; auch bleibt er bei der Durchleuchtung dunkel. Weshalb in dem einen Fall nur ein örtlicher Schmerz am locus affectionis empfunden wird, während in anderen eine ausgebreitete Neuralgie oder ein hartnäckiger Schmerz in der Temporalgegend zustande kommt, ohne daß die Zahnerkrankungen selbst nach Art und Ausdehnung hierfür eine Erklärung nahelegten, läßt sich mit Sicherheit nicht sagen. Außer einer, keineswegs immer nachzuweisenden, individuellen Überempfindlichkeit müssen doch wohl Varietäten im anatomischen Verlauf der Anostomosen vorkommen, die man zur Erklärung dieses verschiedenen Verhaltens heranzuziehen sich versucht fühlt. (Vgl. auch oben im Kapitel „Schwielen- oder Knötchenkopfschmerz".)

c) Bei Erkrankungen der Ohren.

Hauptsächlich bei der akuten Otitis media, sowohl der katarrhalischen als auch der eitrigen Form, kommen Kopfschmerzen von meistens großer Intensität vor, die sich anfangs auf die betreffende Kopfhälfte beschränken und beim Kauen durch die Bewegungen des Kiefergelenkes gesteigert werden. Tritt bei der purulenten Mittelohrentzündung nicht bald Perforation des Trommelfells und hiermit eine Entleerung des Eiters nach außen ein, so verbreiten sich die Schmerzen über den ganzen Kopf; sie haben dann oft einen klopfenden und pulsierenden Charakter. Bei diesen Erkrankungen besteht regelmäßig eine erhebliche Druckempfindlichkeit der Gegend vor dem Tragus und des Proc. mastoideus; an diesen Eigentümlichkeiten sowie den oben erwähnten, ferner an dem meistens auch vorhandenen Fieber kann man den otitischen Kopfschmerz fast immer leicht erkennen. Bricht der Eiter in den Warzenfortsatz durch, so wird dieser auch Sitz von spontanen Schmerzen. Auch die durch akute sowie chronische Erkrankungen der Paukenhöhle, zu welch' letzteren insbesondere das Cholesteatom gehört, bedingten intrakraniellen Komplikationen (extraduraler Abszeß, Leptomeningitis purulenta, Hirnabszeß, Meningitis serosa) leiten sich oft mit heftigem Kopfschmerz ein, der dann meistens mit Druck- und Klopfempfindlichkeit der ganzen Schläfenregion verbunden ist, und dem bald die charakteristischen anderen Symptome (siehe oben!) folgen. Jeder andauernde oder heftigere Schmerz in der Ohrgegend sollte den Arzt veranlassen, nach früheren Ohrenleiden zu forschen und eine Spiegeluntersuchung vorzunehmen. — Zu erwähnen ist noch, daß bei dem in der Regel mit einer Erkrankung des mittleren oder inneren Ohres verknüpften Meniéreschen Symptomenkomplex (Schwindel, Ohrensausen, Erbrechen) meistens auch diffuser Kopfschmerz besteht.

8*

3. Bei Erkrankungen des Magendarmkanals.

Krankheiten des Magens gehen oft mit Kopfschmerzen einher. Nicht wenige Menschen empfinden einen ausgesprochenen Kopfdruck, wenn sie längere Zeit ohne Nahrung bleiben; wird diese zugeführt, so verschwindet er. Der akute und seltener der chronische Magenkatarrh verursachen häufig einen meistens mit Schwindel (vertigo e stomacho laeso) verbundenen Kopfschmerz, der bald nur auf den Vorderkopf beschränkt bleibt, nicht selten aber den ganzen Kopf einnimmt und je nach der Ursache der Gastritis (Alkohol!) mehr oder weniger heftig werden kann. Die bei der nervösen Dyspepsie und der Enteroptose vorkommenden Kopfbeschwerden sind Teilerscheinungen der allgemeinen Neurasthenie, wie diese Affektionen selbst. Dasselbe ist zu sagen von der, zuweilen auch periodisch auftretenden Hypersekretion (Hyperazidität, Gastroxynsis) des Magens, bei der größere Mengen stark HCl-haltige Flüssigkeit erbrochen werden. Diese Anfälle können mit heftigen Kopfschmerzen einhergehen und dann Hemikranieattacken sehr ähnlich sehen. Vor Verwechslung kann man sich hüten, wenn man berücksichtigt, daß die Migräne in der Kindheit oder Jugend beginnt, daß aber in diesen Altersstufen die Hypersekretion kaum beobachtet wird.

Eine der wichtigsten und häufigsten Ursachen des Kopfschmerzes ist die Stuhlverstopfung. Aus diesem Grund und auch deshalb, weil diese Form der Cephalalgie oft genug als ein relativ selbständiges Leiden auftritt, hätte sie bereits im Kapitel A besprochen werden sollen. Nur mit Rücksicht auf eine systematischere Einteilung und behufs Vermeidung von Wiederholungen findet sie hier ihren Platz. — Ist die Stuhlverhaltung nur vorübergehend, so ist auch die Cephalea nur passager. Die chronische Obstipation führt so oft zu hartnäckigen Kopfschmerzen, vom gewöhnlichen Eingenommensein des Kopfes bis zum diffus neuralgiformen Schmerze, daß man es sich zur festen Regel machen muß, jedesmal bei Klagen über diese Beschwerden die Kranken auszuforschen, ob sie regelmäßige und vor allem genügende Stuhlentleerung haben. Die quantitative Seite der Frage ist von der größten Bedeutung, namentlich bei jungen Mädchen, die es gleichsam für unanständig halten, über diese so wichtige Verrichtung auch mit dem Arzte zu sprechen. Die Mütter sind auf diesen Punkt besonders aufmerksam zu machen und zur Kontrolle aufzufordern. Am besten tut man in diesen Fällen, die Behandlung stets mit einem Abführmittel zu beginnen. Auf diese Weise wird z. B. die öfters naheliegende Differentialdiagnose zwischen anämischem (s. unten) und Obstipationskopfschmerz am schnellsten, und zwar recht häufig im Sinne der letzteren Annahme gelöst. Aber auch bei den anderen Formen der Cephalea tut man, falls nur im geringsten Zweifel in dieser Richtung bestehen, gut daran, zunächst für eine regelrechte Defäkation zu sorgen.

Ob Entozoen des Darms Kopfschmerzen hervorrufen können, ist recht zweifelhaft.

In pathogenetischer Beziehung muß man zur Erklärung der durch Gastritiden und Obstipation bedingten Kopfschmerzen hauptsächlich wohl eine Reizung der Duralnerven durch die bei diesen Störungen im Blute kreisenden toxischen Stoffe heranziehen. Vielleicht ist bei hochgradiger Verstopfung auch ein gewisser Grad von passiver Hyperämie des Gehirns und seiner Häute anzunehmen. — Beiläufig möge noch darauf hingewiesen werden, daß bei einer großen Zahl Kopfwehkranker, besonders bei den an arteriosklerotischem Kopfschmerze Leidenden, starkes Pressen bei der Defäkation einen erheblich verschlimmernden Einfluß ausübt, ja bei der letztgenannten Kategorie von Kranken eine Hirnhämorrhagie direkt auslösen kann. Um dies zu verhüten, muß man bei solchen Kranken für einen leichten Stuhlgang Sorge tragen. — Von Interesse ist übrigens, daß es nicht wenige Personen gibt, namentlich Frauen, die auch bei reichlicher Ernährung nur in 3—4—8—10 tägigen Intervallen zu Stuhle gehen und niemals Kopfschmerzen haben. Diese Ausnahmefälle beweisen eben, daß es auch für das Symptom Kopfschmerz eine gewisse Immunität gibt; nach meinen Erfahrungen verhalten sich dieselben Individuen auch gegen andere Kopfschmerz machenden Anlässe refraktär. Worin diese günstige Disposition begründet ist, ist vorläufig schwer zu sagen.

Von Leberkrankheiten ist zu erwähnen, daß länger dauernder Ikterus, ganz gleich welcher Genese er ist, öfters mit Kopfschmerzen einhergeht; es handelt sich hierbei wohl immer nur um Eingenommensein des Kopfes.

4. Bei Erkrankungen der Nieren.

Bei allen Formen der Nephritis sowie bei den Nierenkrankheiten, die einen Untergang von spezifischem Gewebe und damit eine Störung der Harnsekretion zur Folge haben, kann man recht oft Kopfschmerzen konstatieren. Speziell sind es die an Schrumpfniere Leidenden, die über diese Beschwerde klagen. Hier handelt es sich nicht selten um heftige Schmerzen, die meistens den Vorderkopf einnehmen, aber auch halbseitig auftreten und bis in den Nacken ausstrahlen können. Häufiger ist einfacher, auf die Stirne beschränkter Kopfdruck. Eine Zunahme der Kopfschmerzen ist öfters als Vorläufer der Urämie anzusehen.

Die nephritische bzw. urämische Cephalalgie wird in der Hauptsache wohl durch die bei diesem Leiden nicht zur Ausscheidung gelangenden, im Blute kreisenden harnfähigen Substanzen bedingt, die ebenso wie das Gehirn und andere Organe die Nerven der Dura schädigen. Wahrscheinlich spielen aber auch Zirkulationsstörungen (Stauungshyperämie bzw. arterielle Anämie) eine ursächliche Rolle, ferner eine Zunahme des intrakraniellen Druckes infolge der die Granularatrophie der Nieren so oft begleitenden Herzhypertrophie.

Die Differentialdiagnose des nephritischen Kopfschmerzes ist gebunden an den Nachweis des Eiweißes und der charakteristischen morphotischen Elemente im Urin. Diese Untersuchungen — das ist besonders zu betonen — müssen aber wiederholt und bei Verdacht auf Schrumpfniere zuweilen 8—14 Tage lang täglich ausgeführt werden und sollten niemals, wie das leider so häufig geschieht, nur auf den Nachturin beschränkt werden. Sind noch andere charakteristische Symptome der chronischen Urämie vorhanden (Erbrechen, Durchfälle, Hautjucken, zeitweilige Benommenheit), so macht die Deutung des Kopfschmerzes keinerlei Schwierigkeiten, wenn auch vorübergehend einmal keine Albuminurie nachzuweisen ist. In der Regel ist die letztere aber vorhanden. Man darf nur nicht vergessen, in jedem Falle von länger dauerndem Kopfschmerze den Urin zu untersuchen. — Ferner bildet die bei allen Formen der chronischen Nephritis häufig vorkommende Retinitis albuminurica ein wichtiges differentialdiagnostisches Kriterium. Sie kann natürlich nur durch ophthalmoskopische Untersuchung erkannt werden; es können mit ihr subjektive Sehstörungen (Nebelsehen, Schleier vor den Augen usw.) verbunden sein, sie müssen es aber keineswegs, ebensowenig wie bei den an Hirngeschwülsten Leidenden. — Die Albuminurie bzw. Cylindrurie und die Retinitis albuminurica oder eine dieser Krankheitserscheinungen lassen den Kopfschmerz bei Nierenerkrankungen mit Bestimmtheit als solchen diagnostizieren. Nur dem bei dem Tumor cerebri vorkommenden Kopfschmerze gegenüber können zuweilen, solange der letztere keine Herdsymptome macht, Schwierigkeiten entstehen, auch dann, wenn die Urinuntersuchung zeitweilig negativ ausfällt, und zwar deshalb, weil es bei Hirngeschwülsten Formen von Neuritis optica gibt, die mit Blutungen und Streifenbildungen auf der Netzhaut einhergehen und der albuminurischen Netzhautveränderung recht ähnlich werden können. Auch wenn eine Hemiparese besteht, muß man an die Möglichkeit denken, daß diese durch die mit der Schrumpfniere so oft verbundene Arteriosklerose und Herzhypertrophie bedingt sein kann und als Folge einer Apoplexia cerebri, nicht aber als Herdsymptom eines Tumors aufgefaßt werden muß. Es wurden mir ferner einigemale von Augenärzten Fälle zugesandt, in denen zwar Albuminurie und Cylindrurie bestand, der ophthalmoskopische Befund aber mehr für einen Tumor sprach. Hier bestanden dann Kombinationen von Hirntumor und Nephritis; die Veränderungen an der Retina waren auf den Tumor zurückzuführen.

So sah ich Ende vorigen Jahres im hiesigen Marienkrankenhause folgenden Fall: 42 jähriger Landwirt. Seit vorigem Jahre Nephritis und leichter Diabetes. Vor 4 Wochen Krampfanfall in der rechten Körperseite mit Bewußtlosigkeit; danach soll die rechte Seite immer schwächer geworden sein; mehrfach Wiederholung dieser Attacken. Status: Sensorium etwas benommen, Klagen über starke Kopfschmerzen, namentlich in der linken Schädelhälfte; hier konstante Druck- und Klopfempfindlichkeit der unteren Parietal- und Temporalgegend. Hemiparese rechts mit Fußklonus und Babinski sowie gesteigertem Patellarreflex; verlangsamtes Sprechen; keine Aphasie, keine Apraxie. Im Urin geringe Mengen Eiweiß und einige hyaline Zylinder, keine Dextrose. Ophthalmoskopisch: Zunächst Bild einer Retinitis albuminurica; Papille verschwommen, reichlich Blutungen in der Netzhaut, keine Prominenz; erst nach einigen Tagen wurde die Papille etwas vorgewölbt. Träge Pupillenreaktion auf Lichteinfall. — Deutliche Herzhypertrophie und Arteriosklerose. — Klinische Diagnose: Tumor in der linken Hemisphäre (wegen der ausgeprägten und konstanten Perkussionsempfindlichkeit), ob in der motorischen Region?? Daneben Nephritis. Die Hemiparese und die Veränderungen am Augenhintergrund sind höchstwahrscheinlich nur durch den Tumor allein bedingt. Wegen des schlechten Allgemeinzustandes wurde nur eine Punktion des linken Seitenventrikels vorgenommen, um eventuell hierdurch eine Entlastung des Gehirns herbeizufürhen; sie hatte ein negatives Ergebnis. Am nächsten Tage Exitus. — Sektionsbefund: Diffuses Gliom des linken Schläfenlappens, dessen basale Hälfte einnehmend. Herzhypertrophie und Dilatation; Myodegeneratio cordis. Hochgradige Stauungsnieren beiderseits.

Das sind aber seltene Vorkommnisse; nur muß man an ihre Möglichkeit denken und außer der Diagnose aut-aut auch diejenige von et-et in Erwägung ziehen.

Ob es Erkrankungen des Uterus und der Ovarien gibt, die an sich Kopfschmerzen verursachen, ist höchst zweifelhaft; ihre frühere öfters angenommene reflektorische Entstehung ist doch recht anfechtbar. Wahrscheinlich ist wohl, daß sich durch diese Leiden, wenn sie länger dauern, eine allgemeine Hystero-Neurasthenie entwickelt, auf deren Boden dann die Cephalea erwächst. Auf den exazerbierenden bzw. auslösenden Einfluß, den die Menses bei den verschiedenen Kopfschmerzformen ausüben, wurde bereits hingewiesen.

C. Der Kopfschmerz bei Allgemeinkrankheiten.

1. Bei Infektionskrankheiten.

Bei allen akuten Infektionskrankheiten beobachtet man regelmäßig Kopfschmerzen, die meistens den Vorderkopf, oft genug auch den ganzen Kopf einnehmen und zuweilen von außerordentlicher Heftigkeit sein können. Abgesehen von den bereits besprochenen Meningitiden, sind es namentlich der Typhus, die Septikopyämie, die Influenza und das Erysipel, die sich durch eine große Intensität und lange Dauer des begleitenden Kopfschmerzes auszeichnen. Sehr wahrscheinlich kommt er weniger durch die erhöhte Körpertemperatur als durch das infektiöse virus zustande, welches wohl die Duralnerven direkt reizt; auch möchte ich annehmen, daß der sicher nachgewiesene vasoparalytische Effekt dieser Gifte, der Zirkulationsstörungen auch im Gehirn und seinen Häuten zur Folge haben muß, auf den vielleicht zum Teil auch die bei diesen Erkrankungen öfters nachgewiesene „Hirnschwellung" (s. oben) zurückzuführen ist, hier

eine Rolle spielt. Daß bei dieser Kopfschmerzform lokale Kälte-
applikationen lindernd wirken, ist ja allgemein bekannt.

Von den chronischen Ansteckungskrankheiten ist hauptsächlich die Syphilis zu nennen. Die Kopfschmerzen stellen
hier ein sehr gewöhnliches Symptom der Eruptionsperiode dar.
Sie breiten sich bald über den ganzen Kopf aus, bald beschränken
sie sich auf eine Hälfte oder den Hinterkopf oder eine ziemlich
zirkumskripte Partie des Schädels, meistens in den Parietalregionen. Auch ihre Intensität kann sehr verschieden sein; sie
wechseln von geringfügigen Beschwerden bis zu wütender Heftigkeit, die die Kranken zur Verzweiflung bringt. Sie zeigen in der
Regel gegen Abend und in der Nacht erhebliche Exazerbationen — Dolores nocturni. Es ist noch nicht klar gestellt,
wodurch diese diagnostisch überaus wichtige, aber differential-
diagnostisch noch lange nicht genügend gewürdigte Eigentümlichkeit der luetischen Cephalea bedingt ist. Vielleicht ist es
die abendliche Temperaturerhöhung, vielleicht die Bettwärme;
für den Einfluß der letzteren spricht der Umstand, daß Nacht-
arbeiter, die bei Tage zu schlafen pflegen, das umgekehrte Verhalten zu zeigen pflegen. Aber dann bleibt immer noch die Frage
offen, auf welchem Wege die Bettwärme die nächtliche Verschlimmerung herbeiführt. In den Fällen, in denen dem luetischen
Kopfschmerze kleinere oder größere periostale, dicht unter der
Haut gelegene Schwellungen (Periostitis syphilitica) zugrunde
liegen, könnte die durch die Bettwärme herbeigeführte Hyperämie und die Zunahme des Druckes auf die bekanntlich sehr
empfindlichen Periostnerven sehr wohl angeschuldigt werden.
Diese Periostitiden findet man vor allem am Os frontale und
parietale, wo dann außer dem spontanen Schmerz auch immer
eine erhebliche Druckempfindlichkeit besteht. Wo diese Schwellungen aber fehlen, und wo es sich dann wahrscheinlich um
Veränderungen am inneren Periost des Craniums, der Dura,
handelt (Langs Meningealirritation), da kann man sich schon
weniger auf jenen Erklärungsversuch stützen, noch weniger bei
den bereits früher besprochenen Manifestationen der Lues cerebri.
Übrigens muß man berücksichtigen, daß diese nächtlichen
Schmerzsteigerungen auch vermißt werden, und daß ihr Fehlen
durchaus nicht gegen die syphilitische Genese der Schmerzen
spricht. — Die Therapie kann hier nur eine spezifische sein;

eine wesentliche Besserung tritt oft schon nach einer Jodmedikation (3—5 g Jodkali pro die) von wenigen Tagen ein.

Bei der chronischen Lungentuberkulose ist Kopfschmerz kein sehr in die Augen fallendes Symptom; im ganzen kommt und geht er mit der Höhe und Häufigkeit des Fiebers, welches durch die Aufnahme der spezifischen Giftstoffe in das Blut bedingt wird. In einzelnen Fällen jedoch schien es mir, als ob ganz im Beginne der Lungenphthise Kopfbeschwerden eine Zeit lang im Vordergrunde des Krankheitsbildes standen.

2. Bei akuten und chronischen Vergiftungen.

Von akuten Vergiftungen, die mit Kopfschmerzen einhergehen, ist vor allem die akute Alkoholvergiftung zu nennen. Es ist bekannt, von welcher Heftigkeit die nach Aufhören der Bewußtseinstörung empfundenen, auf den ganzen Kopf ausgedehnten Schmerzen sein können. Sie können auch einen neuralgiformen Charakter annehmen. Auch bei den in neuerer Zeit öfters beobachteten Vergiftungen mit Methylalkohol sind Kopfschmerzen ein häufiges Vorkommnis, ebenso bei der akuten Fleisch-, Wurst-, und Fischvergiftung, dem Botulismus.

Von Genußmitteln kommt namentlich auch das Nikotin in Betracht, und zwar stellt sich bei nicht wenigen Personen schon nach dem Genusse von 1—2 starken Zigarren ein recht heftiger Kopfschmerz ein. Bei dem chronischen Nikotinmißbrauch überwiegt die neuralgische Form des Kopfschmerzes, wie ja bei diesem Abusus Neuralgien auch in anderen Körpergebieten nichts Ungewöhnliches sind. — Die Pathogenese der Cephalea bei der Alkohol- und der Nikotinvergiftung ist sehr wahrscheinlich eine vasomotorische. (Siehe auch in der „theoretischen Einleitung".)

Eins der Hauptsymptome der Encephalopathia saturnina, die bekanntlich ein sehr mannigfaltiges Krankheitsbild darbieten kann (Hemiplegie, Krämpfe, passagere Hemianopsie, Delirien und andere psychische Störungen neben Veränderungen am N. opticus) ist der meistens sich auf den ganzen Kopf ausdehnende Druck, der dem bei der Neurasthenie und Arteriosclerosis cerebri beschriebenen am ähnlichsten ist. Er wird sehr wahrscheinlich durch Krampf der Gefäße des Gehirns und seiner Häute und in seinen höheren Graden durch arteriosklerotische Veränderungen bedingt. Die Diagnose kann nur gestellt werden, wenn andere Erscheinungen der chronischen Bleiintoxikation konstatiert werden können, so der Bleisaum, vorangegangene oder gleichzeitige Bleikolik, Lähmung der Vorderarmstrecker, Albuminurie, Arteriosklerose der palpablen Arterien (Pulsus tardus). Die Therapie ist die der Bleivergiftung.

Gar nicht selten beobachtet man bei Idiosynkrasie gegen Jodpräparate schon nach den ersten Dosen heftige Stirnkopfschmerzen, die gleichzeitig mit dem Jodschnupfen auftreten und dieselbe Genese haben wie die durch Schwellungen der Nasenschleimhaut entstehenden.

Von selteneren akuten und chronischen Intoxikationen, durch welche Kopfschmerzen verursacht werden können, sind noch zu nennen die durch Kohlenoxyd, Schwefelwasserstoff, Schwefelkohlenstoff, Opium, Chloroform, Jodoform und Äther.

3. Bei konstitutionellen Krankheiten.

Hier sind vor allem die verschiedenen Formen der Anämie zu nennen, und zwar am häufigsten, ihrem Vorkommen entsprechend, die Chlorose. Der Kopfschmerz ist bei dieser Pubertätserkrankung meistens ein dumpfer die Stirne und die Augengegend einnehmender Druck, der sich auch in den Schläfengegenden festsetzen und über den ganzen Scheitel verbreiten kann. Er kann aber auch, ähnlich wie die neurasthenische Eingenommenheit, neuralgiform exazerbieren und ein recht hartnäckiges, quälendes Symptom werden. Es macht zuweilen Schwierigkeiten, mit Bestimmtheit zu sagen, ob es sich um einen rein neurasthenischen oder um einen chlorotischen Kopfschmerz handelt, Schwierigkeiten, die um so größer sind, als auch die übrigen Symptome der Bleichsucht im wesentlichen die der Dauerermüdung sind. Bei den schon an den groben Veränderungen der sichtbaren Schleimhäute und anderen sinnfälligen Krankheitserscheinungen (Ohnmachten usw.) zu erkennenden Fällen ist die Diagnose natürlich leicht zu stellen, zuweilen ist aber eine Blut- bzw. Hämoglobinuntersuchung anzuempfehlen. Daß bei schwerer Chlorose zuweilen Veränderungen am Augenhintergrunde vorkommen, die der Papillitis beim Hirntumor ähneln können, wurde oben schon erwähnt; ebenso, daß auch die chronische Obstipation, die von manchen Autoren bekanntlich auch in ätiologische Beziehung zur Bleichsucht gebracht wird und sehr häufig gleichzeitig besteht, öfters in diagnostische Konkurrenz kommen kann. — Die Therapie des chlorotischen Kopfschmerzes deckt sich mit der der Grundkrankheit, die hier nicht besprochen werden soll. Ich möchte nur eine Verordnung empfehlen, die den hier so oft an uns herantretenden beiden Indikationen genügt, den Hämoglobinmangel und die Verstopfung zu bekämpfen, die sich mir schon sehr bewährt hat und den Vorzug der Billigkeit besitzt. Ich gebe nämlich morgens und mittags nach den Mahlzeiten je 2 Pilul. ferri Blaudii (später je 3) und abends 2 Pilul. aloeticae ferratae; besteht hochgradige Konstipation, dann auch 3.

Auch die sekundären Anämien nach Blutverlusten oder nach akuten Infektionskrankheiten, sowie die perniziöse Anämie und die Leukämie können von Kopfschmerzen begleitet sein, die in der Regel als Kopfdruck empfunden werden; aber auch reine Neuralgien im Bereiche des N. V. können bei diesen Blutkrankheiten vorkommen. In pathogenetischer Beziehung kommen außer der verminderten Sauerstoffzufuhr, gegen die alle Nerven empfindlich sind, höchstwahrscheinlich auch toxische Stoffe in Betracht, die sowohl bei der Chlorose (Störungen der inneren Sekretion der Ovarien) als auch bei der perniziösen Anämie und Leukämie von ätiologischer Bedeutung sind, wenn wir sie auch noch nicht kennen.

Bei Diabetes kann auch schwerer Kopfschmerz vorkommen, meist aber nur als Vorbote des Komas; gewöhnlich handelt es sich nur um eine Eingenommenheit des Kopfes, die aber nichts Charakteristisches hat und meistens wohl auf eine gleichzeitige Arteriosklerose der Gehirngefäße zurückzuführen ist.

Wie der Diabetiker zu Neuralgien und Neuritiden überhaupt geneigt ist, so auch zu Trigeminusneuralgien, die bei diesen Leiden sogar nicht selten eine große Heftigkeit und Hartnäckigkeit zeigen können.

Die Arthritis urica als solche ruft Kopfschmerzen nicht hervor. Wenn diese Störung bei der echten Gicht vorkommt, so wird sie meistens durch Komplikationen (Arteriosklerose, Nephritis usw.) bedingt. Die Bezeichnung „Kopfgicht", die man immer noch findet, ist irreführend; sie wird meistens für den Knötchen- und Schwielenkopfschmerz, aber auch für den neurasthenischen und hemikranischen gebraucht.

D. Die Kombination verschiedener Kopfschmerzformen. — Der sogenannte habituelle Kopfschmerz.

Schon im Kapitel „Knötchen- oder Schwielenkopfschmerz" wurde betont, daß diese Form der Cephalea sich mit allen möglichen anderen Kopfschmerzarten verbinden kann. Ebendasselbe ist nun auch von diesen letzteren selbst zu sagen, worauf gleichfalls bereits an verschiedenen Stellen hingewiesen wurde. Der Kombinationsmöglichkeiten sind gar viele. Dieser Umstand erschwert, wie ohne weiteres einleuchtet, die präzise Diagnose ungemein; er erschwert auch genaue Angaben über die Häufigkeit des Vorkommens der einzelnen Kopfschmerzformen. Eine Diagnose ist eben hier nicht zu stellen, man muß vielmehr das zeitliche Nacheinander zu entwirren suchen; das aber ist nur mit Hilfe einer gründlichen, alle Einzelheiten minutiös heranziehenden Anamnese möglich. Es liegt auf der Hand, daß man nur dann einen dauerhaften therapeutischen Erfolg erzielen kann, wenn es gelingt, das oft verwirrende Nebeneinander der einzelnen Formen scharf zu zergliedern. Gewöhnt man sich daran, gerade bei langdauernden Kopfschmerzen, die oft jeder Behandlung getrotzt hatten, auf diese methodische, allerdings nicht ganz mühelose Weise vorzugehen, so wird man auch bald lernen, der Verlegenheitsdiagnose des „habituellen Kopfschmerzes" entraten zu können. Diese Bezeichnung sollte aus den Lehr- und Handbüchern endlich einmal verschwinden; das ist eben keine Diagnose. Man muß sich stets bemühen, zu eruieren, welche Art des Dauerkopfschmerzes oder welche Kombinationen seiner verschiedenen Formen vorliegen. Eine selbständige Form des nur „habituellen" Kopfschmerzes gibt es aber nicht. Wir müssen auch auf diesem Gebiete der speziellen Pathologie zur Ätiologie vorzudringen suchen, soweit unsere heutigen Kenntnisse und Erfahrungen dies gestatten.

Da konkrete Beispiele oft belehrender wirken als lange theoretische Auseinandersetzungen, so seien hier einige Beobachtungen von Kombinationen verschiedener Kopfschmerzformen kursorisch mitgeteilt. Der aufmerksame Leser wird aus ihnen entnehmen können, worauf es im wesentlichen ankommt. Die Möglichkeiten der Praxis können selbstverständlich nicht im entferntesten erschöpft werden, es kann sich nur um eine kurze Andeutung derselben handeln.

1. Knötchenkopfschmerz, zu schwerer Hystero-Neurasthenie und Migräne hinzugetreten.

50 jährige Polizeikommissarsfrau. — Seit zirka 15 Jahren an allerlei hysterischen und neurasthenischen Beschwerden leidend: Angstanfälle, zeitweise Platz- und Straßenangst, hochgradige Schreckhaftigkeit und Reizbarkeit. Seit der Mädchenzeit Migräneanfälle mit heftigem Erbrechen und Flimmerskotom, aber nur bei den Menses. Seit zirka fünf Jahren hat sich der Schmerz insofern geändert, als er häufiger eintritt, andauernder besteht, und, statt nur über und in den Augen aufzutreten, die ganze linke Kopfhälfte bis in den Nacken betrifft. Seit 2 Jahren beträchtliche Steigerung, auch im letzten Sommer. Zuweilen mehrtägige Pausen, dann langsamer Beginn und Dauer von 4—5 Tagen. Kein Erbrechen und kein Flimmern mehr. Kann kalt absolut nicht vertragen. Kein deutlicher Witterungseinfluß. Hat schon unglaubliche Mengen von „Pulvern" geschluckt. Der Mann kann es kaum mehr mit ihr aushalten. Schlaf sehr mangelhaft und unruhig. Stuhl etwas obstipiert; Menses seit 1½ Jahren zessiert.

Stat. praesens: Steigerung der Sehnenreflexe. Sonst nichts Besonderes. — In der linken Regio temporalis und parietalis bis zum Scheitel hinauf mehrere ganz kleine rundliche sehr harte und 3 etwa fünfpfennigstückgroße flachere, äußerst empfindliche Knötchen in der Subcutis bzw. Galea. Enorme Hyperästhesie der Haare und Kopfhaut im allgemeinen. Halsmuskeln frei.

Verlauf: Nach zweimonatlicher, etwas unregelmäßiger (Pat. setzte öfters ganz willkürlich aus) Behandlung (im ganzen 35 Sitzungen) waren die Knötchen größtenteils zerteilt und die Schmerzen fast gänzlich beseitigt. Kein Rezidiv.

2. Schwerer Erschöpfungszustand infolge von Knötchenkopfschmerz.

38 jährige Arztfrau von auswärts. Als Mädchen nach dem Lehrerinnenexamen kurze Zeit nervös gewesen, aber nie Kopfschmerzen gehabt. Auch in der Familie keine Migräne. Vor 3 Jahren im Anschluß an Diphtherie leichte Nephritis; jetzt tritt Eiweiß nur in größeren Zwischenräumen und in geringen Mengen auf. — Vor 8 Jahren allmählicher Beginn von Kopfschmerzen, die seit ungefähr 4 Jahren so anhaltend und quälend wurden, daß sie schon längere Zeit ihrem Haushalte nicht mehr vorstehen kann. Meistens wird sie morgens mit den Schmerzen wach, die bald im Hinterkopfe, bald in der Stirn beginnen und schnell den ganzen Schädel einnehmen. Nie Übelkeit und Erbrechen oder Flimmern vor den Augen. Wärme tut wohl, Kälte verschlimmert. — Pat. ist seit längerer Zeit hier bei ihren Eltern.

Stat. praesens: Anämie. Macht einen leidenden und hinfälligen Eindruck. Eiweiß jetzt im Urin nicht nachzuweisen. — In der Galea eine ganze Reihe etwa erbsengroßer ziemlich derber Knötchen, deren Berührung bei Pat. lebhafte Schmerzensäußerungen hervorruft. Die Muskelinsertionen am Occiput fühlen sich härter an als normaliter und sind gleichfalls sehr druckempfindlich. Keine eigentlichen Schwielen.

Verlauf: Trotz schonendster fünfwöchiger, allerdings nicht ganz regelmäßiger Massagebehandlung keine deutliche Besserung. Pat. geht für 3 Monate in ein Sanatorium zur allgemeinen Kräftigung. Dann wurde nach Bericht ihres Mannes die Massage wiederaufgenommen und die Schmerzen wenigstens soweit gelindert, daß der Zustand erträglich wurde.

3. Kombination von Migräne und Knötchenkopfschmerz.

53 jährige Kinderfrau. Vor 3 Jahren Eintritt des Klimakterium. Seit über 30 Jahren bei der Periode und seit Aufhören derselben ungefähr alle 5—6 Wochen typische Migräneanfälle mit heftigem Kopfschmerz in Stirn und Augen, nebst Erbrechen. Außer diesen immer noch mit Regelmäßigkeit eintretenden Attacken leide sie seit ½ Jahr an andauernden Kopfschmerzen, welche ganz anders seien als ihre gewohnten. Sie sitzen im Hinterhaupte; wenn sie heftiger werden, wühlen sie aber im ganzen Kopf. Erbrechen habe sie nur bei den periodischen Schmerzen, nie bei den „neuen“, auch nicht, wenn sie sich steigern. Auch empfinde sie in letzter Zeit öfters Schmerzen in den Gliedern.

Stat. praesens: Kein bemerkenswerter Befund außer am Kopfe; mehrere kirschkerngroße empfindliche Knötchen in der Haut des Nackens und der seitlichen Halspartien; im linken Cucullaris, 2 cm abwärts von seiner Insertion am Occiput, eine etwa zehnpfennigstückgroße etwas prominentere Schwiele.

Verlauf: Nach sechswöchiger Behandlung mit Leinsamenumschlägen und Massage sind die permanenten Schmerzen im Hinterhaupte vergangen; die periodischen Anfälle im Vorderkopfe mit Erbrechen traten noch 5 Monate nach Beginn dieser Behandlung regelmäßig ein.

4. Kombination von Chlorose und Knötchenkopfschmerz.

21 jähriges Fräulein. Blutarm seit 4—5 Jahren. Vor 3 Jahren Auftreten von Kopfschmerzen ohne Erbrechen, die im ganzen Kopfe, namentlich aber auf dem Scheitel und an der Stirn saßen, tagelang anhielten, dann wieder wochenlang ausblieben. Seit 1½ Jahren ist der Kopf fast nie frei, außer während der Periode. Die Schmerzen steigern sich ganz regelmäßig bei starkem Wind, oft auch bei heftigem Bücken und Treppenlaufen. Geistige oder körperliche Anstrengung soll den Zustand nicht beeinflussen. Manchmal sind die Schmerzen nach einer ruhigen Nacht schon beim Erwachen sehr heftig, ein anderes Mal verläuft ein Ball ohne besondere Nachwehen. Im letzten Sommer war das Befinden während 2 Monaten in Schwalbach und Holland — Stahlkur und absolute Untätigkeit, aber viel Regen und Wind — — sehr oft fast unerträglich. Vor 1½ Jahren hatte eine längere Behandlung

mit Blaudschen Pillen guten Erfolg; diese Therapie war in den letzten Monaten ganz unwirksam. — Keine Heredität. Stuhl, Menses in Ordnung.

Stat. praesens: Anämie mittleren Grades (hat aber in der letzten Zeit viel Fe. genommen); sonst kein bemerkenswerter Befund außer am Kopfe selbst: In der Galea beider Parietalregionen mehrere bis erbsengroß ziemlich derbe, wenig verschiebliche Knötchen, die auf geringen Druck sehr schmerzhaft sind. — Nackenmuskeln frei.

Verlauf: Nach vierwöchiger Massage mit voraufgegangener Hitzeanwendung so erhebliche Besserung, daß Pat. sich einer Musikprüfung unterwerfen konnte. Das Fe. wurde während dieser Zeit ausgesetzt.

5. Kombination von Nephritis, Otitis media purul. und Knötchenkopfschmerz.

32 jährige Kaufmannsfrau. Nephritis seit der vorjährigen Gravidität, damals kein Erbrechen, aber öfters diffuser Kopfschmerz, der auch noch nach der Geburt anhielt. Vor 2 Monaten Otitis media purulenta links, auch jetzt immer noch mäßige Eiterung; Proc. mastoideus links ganz minimal druckempfindlich. Kein Fieber mehr. Seit 4 Wochen unerträgliche Schmerzen hauptsächlich in der linken Kopfseite, oft auch nach rechts hin sich ausbreitend, die den Schlaf fast gänzlich raubten und zuweilen bis in die Zähne des linken Oberkiefers ausstrahlten. Die Untersuchung ergibt außer Albuminurie und dem Befunde der Otitis media massenhafte außerordentlich druckempfindliche bis bohnengroße Knötchen in der Galea fast des ganzen Schädels, links mehr als rechts; ferner Verhärtungen in der oberflächlichen Muskulatur des Nackens und der linken seitlichen Halsgegend. Auch im M. frontalis links und in der linken Regio zygomatica mehrere kleine, hirsekorngroße Einlagerungen. Keine Obstipation. Augenhintergrund normal. — Hier konkurrierten in ätiologischer Beziehung die Nephritis, die Otitis media und die bei dieser Pat. besonders ausgeprägten palpatorischen Befunde am Schädel, die auch dem mich zuziehenden Kollegen bereits aufgefallen waren. Die Nephritis konnte die neuen Kopfschmerzen nicht hervorgerufen haben, da die durch sie bedingte ganz andersartige waren, wie die Kranke ausdrücklich angab. Auch war eine Zunahme der Nierenkrankheit nicht nachzuweisen. Da der Proc. mastoid. links kaum, die Gegend vor dem Tragus gar nicht druckempfindlich war, da auch keine Perkussionsschmerzhaftigkeit der linken Schädelhälfte und kein Fieber bestand, schloß ich auch die Otitis als ätiologisch ausschlaggebend aus. Es blieben also nur die auf die rheumatische Ätiologie hindeutenden Veränderungen in den Weichteilen des Schädels. Bereits nach 14 tägiger Behandlung mit lokaler Hitze — von Massage wurde wegen der Ohrenkrankheit hier abgesehen — bedeutende Besserung; nach weiteren drei Wochen waren die heftigen Kopfschmerzen beseitigt. Die Schmerzen in den Zähnen des linken Oberkiefers waren zeitweise so heftig, daß der Hausarzt eine latente Pulpitis vermutete; als jedoch die übrigen Einlagerungen und damit die Schmerzen im Kopfe verschwanden, wandte er auf meinen Rat intensive Hitze auch in der linken Regio zygomatica an. Diese brachte auch hier die Knötchen zur Resorption und beseitigte gleichzeitig die Zahnschmerzen.

6. Hemikranie, Neurasthenie, Stirnhöhleneiterung, Supraorbitalneuralgie.

40 jährige geschiedene Frau; schon als Kind und Mädchen Kopfschmerzen mit Erbrechen, alle 2—3 Wochen, in Zeiten von Aufregungen, die auf die Pat. in großer Zahl einstürmten, auch öfters. Das Erbrechen hat seit zirka 10 Jahren aufgehört, öfters aber noch Übelkeit. In der Familie ihres Wissens keine Kopfschmerzen. Keine Obstipation. Zu diesen Kopfschmerzen traten Ende 1910 andauernde, nicht in Anfällen auftretende, auf die Mitte der Stirne beschränkte Schmerzen. Es wurde eine Stirnhöhleneiterung festgestellt und im Januar 1911 die Radikaloperation gemacht. (Ob eine Influenza vorangegegangen, kann Pat. nicht mit Bestimmtheit behaupten). Glatte Heilung; Schmerz in der Mitte der Stirne bedeutend gebessert. Aber bald heftige reißende Schmerzen über dem linken Auge, gegen die der mich zuziehende Arzt eine Reihe von NaCl-Injektionen in die Umgebung des linken N. supraorbitalis vorgenommen hatte, ohne Besserung zu erzielen. Kein Erbrechen, keine Nausea bei diesen Schmerzen, wohl aber noch bei den jetzt seltener gewordenen Migräneanfällen. Schlaf sehr schlecht, auch wenn sie von Schmerzen nicht gestört wird. Zuweilen auch Schwindel. Keine Aborte, auch sonst keine Anhaltspunkte für Lues. Status praesens vom 12. III. 1912: Operationsnarbe auf der Stirne. Supraorbitalpunkt links sehr druckempfindlich; Hyperästhesie im ganzen linken Supraorbitalgebiet. Augenhintergrund normal. Starke Rötung des Gesichtes und Halses, die beim Bücken noch zunimmt. Puls 104. Patellar-Reflexe sehr gesteigert. Starker Tremor der gespreizten Finger und der Zunge. Keine Zeichen von Hysterie, macht auch einen keineswegs hysterischen Eindruck. Urin frei von Eiweiß und Zucker. Auch kein Zeichen von sonst in Betracht kommenden Krankheiten. — Hier war die Hartnäckigkeit der im übrigen typischen Neuralgie des N. supraorbitalis durch originäre Hemikranie und die infolge von Schicksalsschlägen acquirierte Neurasthenie begründet. Eine vierwöchige konsequente Brommedikation und diätetisch antineurasthenische Behandlung bewirkte bereits bedeutende Besserung. Die Pat. bleibt noch in Beobachtung.

Literatur.

1. P. J. Moebius, Die Migräne. 1. Aufl. Wien 1894. 2. Aufl. 1903.
2. L. Edinger, Von den Kopfschmerzen und der Migräne. Deutsche Klinik, Bd. VI, 1901.
3. A. Spitzer, Über Migräne. Jena 1901.
4. S. Auerbach und Brodnitz, Über einen großen intraduralen Tumor des Cervicalmarkes, der mit Erfolg exstirpiert wurde. Mitteil. aus den Grenzgeb. d. Med. und Chirurgie 1905, Bd. 15.
5. E. Liveing, On Megrim, sick-headache and some allied disorders. London 1873.
6. O. Renner, Über vorübergehende Hemiplegien bei Migräne. Deutsche med. Wochenschr. 1909, Nr. 21.
7. S. Auerbach, Zur Behandlung der funktionellen Neurosen bei Mitgliedern von Krankenkassen. Berliner Klinik, Heft 170, 1902.
8. Käte Kehr, Zur historischen Entwicklung der Lehre vom Kopfschmerz. Dissertation. Freiburg i. Br. 1905.
9. Toby Cohn, Die palpabelen Gebilde des normalen menschlichen Körpers und deren methodische Palpation. Berlin 1905. S. 417.
10. A. Schüller, Über genuine und symptomatische Migräne. Wiener med. Wochenschr. 1909, Nr. 17.
11. H. Quincke, Über Meningitis serosa und verwandte Zustände. Deutsche Zeitschr. f. Nervenheilkunde, Bd. 9, 1897.
12. M. Reichardt, Zur Entstehung des Hirndrucks bei Hirngeschwülsten und anderen Hirnkrankheiten und über eine bei diesen zu beobachtende besondere Art der Hirnschwellung. Deutsche Zeitschr. für Nervenheilkunde Bd. 28, 1905.
    Derselbe, Über die Hirnmaterie. Monatsschr. f. Psychiatrie und Neuralgie Bd. 24, 1908.
    Derselbe, Über Hirnschwellung. Zeitschr. f. d. gesamte Neuralgie u. Psychiatrie; Referate und Ergebnisse. Bd. III, Heft I, 1911.
13. E. Weber, Über die Selbständigkeit des Gehirns in der Regulierung seiner Blutversorgung. Archiv f. Anatomie und Physiol. 1908.
    Derselbe, Die Wirkung des Alkohols und einiger Analgetica auf die Hirngefäße. Ebenda 1909.
    Derselbe, Der Einfluß psychischer Vorgänge auf den Körper. Berlin 1910.
14. A. Hirschfeld, Die Beeinflussung der Hirngefäße durch chemische, physikalische und psychische Reize. Zeitschr. f. die gesamte Neurol. und Psychiatrie; Referate und Ergebnisse. Bd. IV, H. 3, 1911.

15. **Karplus und Kreidl**, Gehirn und Sympathicus usw. Arch. f. die gesamte Physiologie Bd. 129, 135, 143. 1909—1911.

16. **S. Auerbach**, In welchen Anstalten sollen die an Neurosen Leidenden der weniger bemittelten Klassen behandelt werden. Therapie der Gegenwart 1908 (Dezemberheft) und Verhandlungen der 2. Jahresversammlung der Gesellschaft Deutscher Nervenärzte zu Heidelberg (Okt. 1908).

17. **Runge**, Über den Kopfdruck. Archiv f. Psychiatrie Bd. 6, 1876.

18. **Binswanger**, Die Pathologie und Therapie der Neurasthenie. Jena 1896.

19. **F. Windscheid**, Die Diagnose und Therapie des Kopfschmerzes. 2. Aufl. Halle 1909.

20. **S. E. Henschen**, Studier öfver Hufondets Nevralgier. Upsala 1881.

21. **G. Norström**, Céphalalgie et Massage. Paris chez Lecromier et Babé, 1890.
   Derselbe, Der chronische Kopfschmerz und seine Behandlung mit Massage. Übersetzt nach der zweiten, erweiterten engl. Aufl. von Dr. Hermann Fischer. Leipzig 1903.

22. **O. Rosenbach**, Über die auf myopathischer Basis beruhende Form der Migräne und über myopathische Kardialgie. Deutsche med. Wochenschr. 1886, Nr. 11 und 13.
   Derselbe, Über die diagnostische Bedeutung und Behandlung funktioneller Myopathien. Therapie der Gegenwart 1903, Aprilheft.

23. **A. Kjellberg**, Om Myiter och Celluliter På Bålen. Separataftryck Ur Eira, Nr. 5, 6 o 7. Stockholm 1898.

24. **E. Kleen**, Handbuch der Massage. Übersetzt von Schütz. Berlin 1890.

25. **A. Bum**, Handbuch der Massage und Heilgymnastik. Wien und Leipzig 1896.

26. **S. Auerbach**, Zum Wesen des sog. Knötchen- oder Schwielenkopfschmerzes. Deutsche Zeitschr. f. Nervenheilkunde 1911, Bd. 42, S. 399.

27. **Derselbe**, Der Knötchen- oder Schwielenkopfschmerz und seine Behandlung. Sammlung klinischer Vorträge von Volkmann. 1903, Nr. 361.

28. **Most**, Die Topographie des Lymphgefäßapparates des Kopfes und Halses in ihrer Bedeutung für die Chirurgie. Berlin 1906.

29. **G. Peritz**, Über die Ätiologie und Therapie des neurasthenischen Kopfschmerzes, des neurasthenischen Schwindels und der Migräne. Medizinische Klinik 1906, Nr. 44—46.
   Derselbe, Neuralgie, Myalgie. Berliner klin. Wochenschr. 1907, Nr. 30.

30. **Aswadurow**, Über die Sympathicussymptome bei der Migräne, insbesondere über die Anisocorie. Dissertation. Berlin 1911.

31. **Cornelius**, Nervenpunkte, ihre Entstehung, Bedeutung und Behandlung mittels Nervenmassage. Leipzig 1909.

32. **A. Müller**, Der muskuläre Kopfschmerz, sein Wesen und seine Behandlung. Deutsche Zeitschrift f. Nervenheilkunde Bd. 40, S. 325 ff. 1910.
   Derselbe, Der muskuläre Kopfschmerz. Leipzig 1911.

A. Müller, Der Untersuchungsbefund am rheumatisch erkrankten
Muskel. Zeitschr. f. klinische Medizin Bd. 74, Heft 1 und 2.

33. Max Landau, Das diffuse Gliom des Gehirns. Frankfurter Zeitschr. für
Pathologie Bd. 5, S. 469, 1910.

34. Bonhoeffer, Zur Diagnose der Tumoren des IV. Ventrikels. Archiv
für Psychiatrie Bd. 49, Heft 1. 1912.

35. W. Schoen, Kopfschmerzen und verwandte Symptome. Wien 1903.

36. E. A. Heimann, Höhenschielen und Stirnkopfschmerz. Berliner klin.
Wochenschr. 1911, Nr. 48.

37. R. Veckenstedt, Der Kopfschmerz als häufige Folge von Nasenleiden
und seine Diagnose. Würzburger Abhandlungen aus dem Gesamt-
gebiet d. praktischen Medizin Bd. 8, Heft 8. 1908.

38. A. Hartmann, Über nasalen Kopfschmerz und nasale Neurasthenie.
Deutsche med. Wochenschr. 1907, Nr. 18.

39. M. Ulrich, Beiträge zur Ätiologie und zur klinischen Stellung der
Migräne. Monatsschr. f. Psychiatrie und Neurologie W. 31. Er-
gänzungsheft. Juni 1912.

40. Edward Flatau, Die Migräne. Berlin 1912.